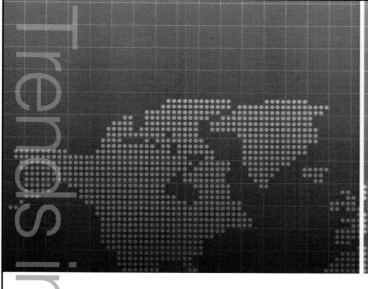
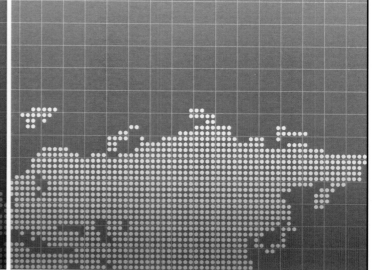

ISSN 2189-5872

新しい医学教育の流れ
第17巻3号（平成29年）

Trends in Medical Education
2017 Volume 17 Number 3

岐阜大学医学教育開発研究センター

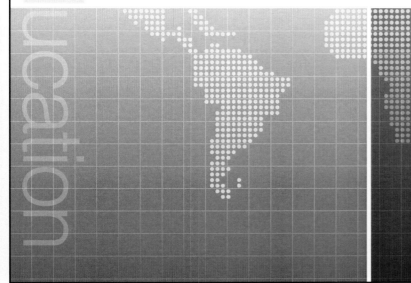
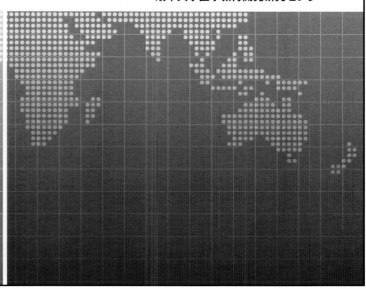

新しい医学教育の流れ

| 活動報告 | 教育プログラムに対する卒業生からの意見聴取 ・・・・・・・・・・・・・ 215
ーデルファイ法の応用による意見の集約

Opinions from graduates on educational programs
– convergence of opinion using Delphi technique

信岡祐彦、望月 篤、伊野美幸
Sachihiko NOBUOKA, Atushi MOCHIZUKI, Miyuki INO

| 活動報告 | 看護学生に対する放射線治療の講義による習熟度の変化 ・・・・・・・・ 219

Changes in Knowledge Levels through Lectures on Radiotherapy
to Nursing School Students in Japan

田中 修、斎藤美奈子、菅田直子、広瀬 洋、冨田栄一、松尾政之
Osamu TANAKA, Minako SAITO, Naoko KANDA,
Hiroshi HIROSE, Eiichi TOMITA, Masayuki MATSUO

医学生の海外臨床実習報告記シリーズ ・・・・・・・・・・・・・・・・・・・・・ 223
Series of Medical Students' reports on International Electives

第 65 回医学教育セミナーとワークショップ報告 ・・・・・・・・・・・・・・・ 225
Repors of 65th Seminar and workshop on Medical Education
2017 年 7 月 21 日（金）― 23 日（日）　岐阜大学（医学部キャンパス）

はじめに　岐阜大学医学教育開発研究センター長　　藤崎和彦 ・・・・・・・・・・ 226

Contributors ・・・・・・・・・・・・・・・・・・・・・・・・・・・・・・・・・・・・・ 227

WS-1　魅力的な IPE を作ろう ・・・・・・・・・・・・・・・・・・・・・・・・・・・ 229
　　　：IPE を学ぶオンラインコース＋ワークショップ
　　　企画：川上ちひろ、今福輪太郎、恒川幸司、前野貴美、鈴木一吉

WS-2　卒後臨床研修事務職員の役割　：ペーパーワークを越えて ・・・・・・・・・・ 233
　　　企画：青野真弓、深田絵美、浅川麻里、尾原晴雄、鈴木康之

WS-3　臨床の場ですぐに活かせるフィードバック・スキル ・・・・・・・・・・・ 237
　　　企画：前野哲博

WS-4　医療現場での電話相談・報告 ・・・・・・・・・・・・・・・ 241
　　　　：スタッフの「苦手意識」を克服しよう
　　　　企画：小西恵理、嶋岡 鋼、赤嶺陽子、布原佳奈

WS-5　"アクティブ・ティーチング"で学習者を惹きつけろ！ ・・・・・・・・ 245
　　　　企画：西城卓也、今福輪太郎、西屋克己

WS-6　症例検討会による行動科学・社会科学の教育 ・・・・・・・・・・・ 251
　　　　：医療人類学の場合
　　　　企画：錦織 宏、飯田淳子、島薗洋介、宮地純一郎、星野 晋、伊藤泰信、
　　　　　　　浜田明範、島崎亮司

WS-7　第 13 回 医学教育研究技法ワークショップ ・・・・・・・・・・・・ 255
　　　　「医療者教育の研究を立案してみよう」
　　　　企画：大滝純司、宮田靖志、石川ひろの、伊藤俊之、尾原晴雄、孫 大輔、
　　　　　　　武田裕子、向原 圭

WS-8　看護における模擬患者参加型教育をデザインする ・・・・・・・・・ 259
　　　　：SP を活用したシナリオ作成からリフレクションの方法まで
　　　　企画：阿部恵子、麦島健一、米谷祐美、本田育美、渕田英津子

WS-9　専門医の質ってどう測るの？：医療現場での評価 ・・・・・・・・・ 263
　　　　企画：小西靖彦、青松棟吉、石原 慎、清水貴子、中川 晋、望月 篤、高村昭輝

セミナー　「Community-based Medical Education ・・・・・・・・・・・・ 267
　　　　：Longitudinal Integrated Clerkships」 教育資源としての地域
　　　　講師：高村昭輝

寄稿(1)　第 65 回医学教育セミナーとワークショップに参加して　今井祐子 ・・・・ 269

寄稿(2)　医学教育セミナーとワークショップへの初参加　石黒一美 ・・・・・・・・ 271

ふりかえり

開催要項

ポスター

日程表

「新しい医学教育の流れ」投稿のお願い

投稿規程

活動報告

教育プログラムに対する卒業生からの意見聴取
－デルファイ法の応用による意見の集約
Opinions from graduates on educational programs
– convergence of opinion using Delphi technique

信岡祐彦、望月　篤、伊野美幸
Sachihiko NOBUOKA, Atushi MOCHIZUKI, Miyuki INO

聖マリアンナ医科大学
St.Marianna University School of Medicine

＜概要＞　同窓会組織を活用し、電子メールによるアンケートとデルファイ法の応用により、教育プログラムに対する卒業生の意見聴取と集約を試みた。アンケートのテーマを「臨床系の系統講義では触れられないが、実際の臨床の現場では必要となる知識」とし、匿名・非対面のアンケートとフィードバックを繰り返すことにより意見の集約と絞り込みを行った。結果、上位に位置付けられた項目は、1位：現在の医療制度、保険制度、2位：チーム医療、多職種連携、3位：倫理、道徳、社会常識、4位：終末期医療、5位：書類の書き方、事務処理、5位：医療事故、訴訟であった。

今後は上位に挙げられた項目を誰がどのように教えるかという教育の方略を立案し、成果を確実なものにする工夫と努力が必要である。

＜キーワード＞　卒業生、教育プログラム、デルファイ法

1．はじめに

実臨床と教育プログラムとのより密接な連携を図るためには、全国の様々な医療の現場に展開している卒業生の意見を教育内容に反映させることも有効な手法であろう。そのためには教育や人材育成に関する卒業生の意見を聴取し、まとめる必要がある。今回聖マリアンナ医科大学の同窓会組織を活用し、電子メールによるアンケートとデルファイ法の応用により、教育プログラムに対する卒業生の意見聴取と集約を試みた。

2．方法

（1）参加者

聖マリアンナ医科大学には聖医会という名称の同窓会組織があり、平成29年6月現在4282名の会員が所属している。会には役職者として、会長、副会長、以下全国21支部の支部長、各卒業年次の代表をはじめとした理事がおり、会の運営を司っている。今回これら同窓会の役職者99名を対象とした。

（2）アンケートの実施と意見の集約（デルファイ法の応用）

アンケートのテーマを「臨床系の系統講義では触れられないが、実際の臨床の現場では必要となる知識」とし、匿名・非対面のアンケートとフィードバックを繰り返すことにより意見の集約を行った。

第1回目のアンケートは、自由記載による記述回答であり、テーマについて重要と考える事項を各自3つずつ記載するよう依頼した。回収したアンケート結果に記載された事項を整理・統合し、類似・共通のものは代表的な表現にまとめて項目として列挙できるようにした。

第2回目のアンケートは、第1回目のアンケート結果をフィードバックし、列挙された項目の中から自分が重要と考える項目を10個選択するよう依頼した。回収した結果を集計し、回答者の20％以上が選択した項目を抽出した。

第3回目のアンケートは、第2回目のアンケート結果を再度フィードバックして参加者に抽出

された項目を示すとともに、さらにその項目の中で重要と考えるもの5つを選んで重要度順に1～5点の5段階の点数化による重み付けを行うよう依頼した。その結果、点数が上位のものを集約された全体の意見として抽出した。

3．結果

（1）第1回目のアンケート

99名のうち20名から回答を得た（回収率20.2%）。各自3つずつ、計60の意見の記載があったが、これらを整理・統合し、類似・共通のものは代表的な表現にまとめて35の項目に集約した。

（2）第2回目のアンケート

第1回目で列挙された35項目のうち、20%（4人）以上が重要として挙げた項目を以下に示す。括弧内の数字は参加者20名中、この項目を重要とした人の人数を示している。多い順に、「医療事故、訴訟：医療事故調査制度の理解、医療事故に関する知識」（17）、「現在の医療制度、保険制度：皆保険制度の成り立ち、しくみと意義。フリーアクセスと開業の自由の意義と問題点。介護保険制度、特定健診制度」（15）、「チーム医療、多職種連携：チーム医療のあり方、医師の役割。多職種スタッフとのコミュニケーション」（14）、「倫理、道徳、社会常識：公序良俗（法令順守の精神、身だしなみ）、医療者としての高い道徳、倫理、社会常識、礼儀」（13）、「書類の書き方、事務処理：紹介状の返信、生命保険・生活保護・死亡診断書等の書き方、医師が抱える書類処理能力」（13）、「終末期医療」（12）、「医師会、病院協会等：日本医師会、都道府県・群地区医師会の組織構図とその意味、機能。全日本病院協会、日本精神科病院協会、日本医療法人協会、日本医療研究開発機構（AMED：Japan Agency for Medical Research and Development）等の全国組織の理解」（7）、「児童虐待、児童虐待防止医療ネットワーク、被虐待児・DV（Domestic Violence）被害者への対処法」（7）、「治験：治験の種類、臨床治験における医師の業務と役割」（7）、「モンスターペイシェントへの対処法」（6）、「総合的な高齢者医学の知識」（6）、「往診業務（在宅診療）」（6）、「医師法と医療法の違いと意義」（5）、「病院運営と経営管理・改善活動」（5）、「医療の質、臨床指標などの意味」（5）、「特別養護老人施設、老健、小規模多機能施設の役割」（4）、「漢方薬・サプリメントの落とし穴。サプリメント、健康補助食品、トクホ等について」（4）、「後発医薬品について、政府（厚生労働省）の目的、医療機関の経営との兼ね合い（大学病院を含む）」（4）、であった。

（3）第3回目のアンケート

第2回目のアンケートで抽出された18項目のうち、第3回目のアンケートの結果、得点が高かったものを順位順に示す。括弧内の数字は得点を示す。結果は、1位：現在の医療制度、保険制度（45点）、2位：チーム医療、多職種連携（43点）、3位：倫理、道徳、社会常識（33点）、4位：終末期医療（31点）、5位：書類の書き方、事務処理（28点）、5位：医療事故、訴訟（28点）であった。

4．考察

全国の様々な医療現場に展開している卒業生の意見を集約することは、時間的にも空間的にも容易なことではない。卒業生全員にアンケートを配布することは現実的に困難である。そこで、同窓会組織を活用し、同窓会の指導的立場である役職者（理事）を対象として、電子メールによるアンケートとデルファイ法の応用により意見の集約と絞り込みを行った。

デルファイ法は、アンケートとフィードバックを繰り返すことによって、専門職や専門職集団などが持つ意見を収束していく技法である[1-4]。デルファイとは、「デルファイの神託」で知られるアポロンの神殿のあった古代ギリシャの地名であり、デルファイ法という名称は、古代ギリシャではそこで告げられる「神託」が尊重され、人々の行動に大きな影響を与えていたことに由来している。具体的な方法は今回示したように、まず匿名・非対面でアンケートを行って、回答者の意見を収集、整理統合する。次いでそれをフィードバックして再びアンケートを行うという過程を繰り返しながら、合意形成を図っていくというものである。フィードバックが行われることで、参

加者は全体の意見の内容やその中での自分の意見の位置づけを知ることができ、これを考慮しながらさらに次のアンケートで自分の意見を反映させていくことができる。意見を収束させる方法としては、今回示したような点数による重み付けや、数値の場合は四分位による方法などが用いられる。デルファイ法は匿名・非対面によるアンケートを原則とすることから、職場の上下関係や参加者間の人間関係、上級者への遠慮、意見の統一に対する圧力といった本来テーマと関係のないことによる影響を排除でき、個人の意見が反映されやすいとされている。また、参加者が一同に会する必要がないので、時間的・空間的自由が保たれることも大きな利点である。デルファイ法は、専門家集団による未来予測、コンセンサス形成などに用いられてきたが、医学、医療の領域にも応用されており、PBL課題の作成[5]や地域医療実習体験についての検討[6]などいくつかの報告[7,8]がみられる。

今回の検討で上位に位置づけられた項目の重要性はこれまでも指摘されていることであり、医学部の教育プログラムの中にはなんらかの形で組みこまれているものがほとんどである。しかし卒業生の意見の集約の結果としてみれば、改めてその重みを再認識することができる。

上位に挙げられた項目を個別にみると、1位の「現在の医療制度、保険制度」、5位の「医療事故、訴訟」は、いずれも医療現場で否応なく直面する課題である。制度や仕組みを知ることも重要であるが、現場での取り組みの実際や緊張感を伝えることも必要である。2位の「チーム医療、多職種連携」については、卒前の多職種連携教育（Inter Professional Education）として多くの医学部で取り組みが実践されている。他の職種の理解と尊重やコミュニケーションといった基本的な事項に加えて、職場における良好な人間関係への配慮、対立する意見の調整やコンフリクトマネジメント、リーダーシップの発揮など医師としてだけではなく、人としての力量が重要視されていることが伺える。4位の「終末期医療」は、この先の高齢化社会との関連から避けて通れない課題である。確実な医学知識と技術の上に高い倫理観や、多様な死生観、価値観、宗教観を受け入れることのできる素地を養っておく必要がある。3位の「倫理、道徳、社会常識」、5位の「書類の書き方、事務処理」は、いずれも教養教育に繋がるものとして捉えることができる。とくに書類の書き方、事務処理能力については、臨床、研究、教育を問わず医療のあらゆる局面で書類作成の文章力が要求されていることが影響している。医学教育における教養教育については様々な見方があるが、今回の結果は教養教育の在り方にひとつの示唆を与えるものと考えられる。

5．おわりに

今回の検討を通して、大学としての教育の戦略は何かを考えるとき、時代のニーズにあった人材・医療人の育成という視点の重要性を改めて認識することができた。今後は上位に挙げられた項目を誰がどのように教えるかという教育の方略を立案し、成果を確実なものにする工夫と努力が必要である。

＜文献＞

1) Clayton M. Delphi: a technique to harness expert opinion for critical decision-making tasks in education. Educ Psychol 1997; 17: 373-386.

2) Hassan F, Keeney S, McKenna H. Research guidelines for the Delphi survey technique. J Adv Nurs 2000; 32:1008-1015.

3) Williams PL, Webb C. The Delphi technique: a methodological discussion. J Adv Nurs 1994; 19: 180-186.

4) Keeney S, Hasson F, McKenna H. Consulting the oracle: ten lessons from using the Delphi technique in nursing research. J Adv Nurs 2006; 53: 205-212.

5) Marchais TE. A Delphi technique to identify and evaluate criteria for construction of PBL problems. Medical Education 1999; 33: 504-508.

6) 高屋敷明由美、岡山雅信、大滝純司、三瀬順一、中村好一、梶井英治. 医学生の地域医療実習体験とその必要性の認識. 医学教育 2005; 36: 47-54.

7) Morgan P J, Lam-McCulloch J, Herold-McIlroy J, Tarshis J. Simulation performance checklist generation using the Delphi technique. Can J Anesth 2007; 54: 992-997.

8) Moercke AM, Eika B. What are the clinical skills levels of newly graduated physicians? Self-assessment study of an intended curriculum identified by a Delphi process. Medical Education 2002; 36: 472-478.

活動報告

看護学生に対する放射線治療の講義による習熟度の変化
Changes in Knowledge Levels through Lectures on Radiotherapy
to Nursing School Students in Japan

田中修[1]、斎藤美奈子[2]、菅田直子[2]、
広瀬洋[2]、冨田栄一[3]、松尾政之[4]

Osamu TANAKA[1], Minako SAITO[2], Naoko KANDA[2],
Hiroshi HIROSE[2], Eiichi TOMITA[3], Masayuki MATSUO[4]

1) 岐阜市民病院　放射線治療科
2) 岐阜市医師会看護学校
3) 岐阜市民病院　病院長
4) 岐阜大学大学院医学研究科腫瘍制御学講座放射線医学分野
1) Department of Radiation Oncology, Gifu Municipal Hospital
2) Gifu City Medical Association Nursing School
3) Director of Gifu Municipal Hospital
4) Gifu University School of Medicine, Department of Radiology

1. はじめに

多くの看護学校では放射線医学の講義は放射線診断学も放射線治療学も一つの分野としてまとめられていることが多い。またそれぞれが異なる領域の診療科であることを知らない学生も多い。放射線医学に限って言えば、井上らによる国内での看護系の51校のアンケート調査において、実際の講義のコマ数で1〜2コマしかなく、語句は知っていてもその語句の内容を認識するには十分な授業時間で無いと結論付けている[1]。

放射線医学全体の授業数が少ない上、放射線診断学と放射線治療学をこの限られた時間で習得しなければならない。放射線科医のうち、放射線診断医は病理診断医のように診断を専門とする医師であり、放射線治療医は、がんの局所療法を専門とする腫瘍外科のような医師と位置付けられる。

これまで放射線医学と看護教育については様々な報告があるが、放射線一般についての調査であり、放射線治療だけに関して評価を行った報告はない[1-4]。放射線治療は外科手術および化学療法とともに患者にも浸透してきている治療方法であり、患者から看護師に対する放射線治療の質問も少なくない。

今回、看護師国家試験を2か月後に控えた3年生を対象に放射線治療に対して90分の講義を行い、講義前後にてどれだけ知識を習得できたかを無記名アンケート調査を行った。

2. 方法と対象

看護師国家試験を2か月後に控えた看護学校3年生40名。男性10名、女性30名。平均年齢29歳　最高齢46歳（20歳代24人、30代11人、40-46歳5人）。対象学生のレベルとしては一概に言えないが毎年ほぼ全員が国家試験合格している学校の学生である。

90分の講義の内容としては、表1にあるように総論及び各論まで幅広く講義を行い、授業形態としてはランダムに看護学生に質問を投げかけ、周りの学生と相談してもいいので自分もしくは周りの学生が考えられる答えを捻出する方法で行った。名簿にて全員に1回は当てるように行った。

講義終了後アンケート調査を行うことは伝えていない。これはアンケート調査を行うという前もったバイアスを避けるためにこのような方法を選んだ。講義が終わってからの振り返りで講義を受けた後の自分と、受ける前の知識の量を表1にあるように1-5までの5段階にて記載した。またアンケートは無記名であり、アンケート調査に参加しなくても成績などには影響が出ないことを文書にて通達し同意を得た学生からのみアンケートを回収した。

表1　看護学生アンケート

看護学生に対する放射線治療の講義による理解度アンケート

授業の前と後では理解度が自分の中でどの程度上がったかを1〜5の点数をつけてください

1　全く知らなかった　2　聞いたことがある程度　3　少し知っていた

4　ある程度知っていた　5　よく知っていた

		講義前平均±標準偏差	講義後平均±標準偏差
①	放射線科医には放射線診断医と放射線治療医があることを知っていた	1.7 ± 1.2	4.0 ± 0.9
②	放射線診断医は画像を診断すると知っていた	3.1 ± 1.3	4.4 ± 0.8
③	放射線治療医は放射線(X線)で治療すると知っていた	3.0 ± 1.5	4.5 ± 0.6
④	放射線治療は局所療法と知っていた	3.0 ± 1.4	4.4 ± 0.6
⑤	放射線が照射されない部位には影響は出ないと知っていた	2.6 ± 1.3	4.2 ± 1.0
⑥	放射線は基本的に20-40回ぐらいに分割して照射すると知っていた	2.0 ± 1.2	4.1 ± 0.9
⑦	放射線は照射した後に体に残らないと知っていた(他人にうつらない)	2.8 ± 1.4	4.1 ± 0.9
⑧	放射線の単位はGy(グレイ)と知っていた	4.4 ± 0.9	4.6 ± 0.6
⑨	通常1回あたり2Gyで治療すると知っていた	1.5 ± 1.2	3.7 ± 1.2
⑩	ピンポイント照射を知っていた	2.7 ± 1.2	4.0 ± 0.9
⑪	骨の転移の痛みを減らすことができると知っていた	2.2 ± 1.2	4.1 ± 0.9
	下記の臓器において放射線が良い適応であると知っていた		
⑫	脳転移	2.2 ± 1.2	4.0 ± 0.8
⑬	骨転移	2.2 ± 1.1	4.0 ± 0.8
⑭	頭頸部がん	2.1 ± 1.3	3.9 ± 1.1
⑮	乳がん	2.8 ± 1.1	4.2 ± 0.8
⑯	肺がん	2.4 ± 1.2	4.1 ± 0.9
⑰	子宮がん	2.1 ± 1.1	4.1 ± 0.8
⑱	前立腺がん	2.2 ± 1.1	3.9 ± 0.8

3．結果

すべての項目において統計的に有意差を持って知識の習熟度が上がった。とりわけ目立ったのは ①放射線診断医と放射線治療医の区別、④放射線が局所療法であること、⑥分割照射をすること、⑪骨転移の疼痛緩和ができることであった。

4．考察

放射線科について

看護師に対する放射線医学の教育は現時点において充足しているとは言えない[1),2)]。

しかし近年の放射線治療の発展は目覚ましく腫瘍の形状に合った照射(強度変調放射線治療)やいわゆるピンポイント照射と言われる定位放射線治療がメディアによって一般の患者に対しても知れ渡るようになり、患者自らが放射線治療を希望される場合も多くなってきた。

また放射線診断学においても機器の進歩が目覚ましく、FDG-PETによる全身の腫瘍の検索や多列CTによる広範囲での撮像も可能になってきた。しかしこれらの検査は放射線を発することは知っていても実際にどれくらいの量が放出されているか、また人体にどれほど影響を与えるかまでは詳しく講義がなされていない場合が多い。

放射線診断に関しては開業医から総合病院まで幅広くCTなどの検査が行われるが、放射線治療は基本的に総合病院でないと対応できない場合が多い。しかしいずれの場合においても患者から放射線検査および治療の被曝について質問される機会は増えていくことが予想される。

今回のアンケートにて放射線科という科は、放射線診断も放射線治療も行っていると認識している学生が非常に多かった(授業前：5段階レベル中の1.7)。しかしこれは看護学生に限ったことではない。医学生でも同様に放射線科をひとくくりに考えている医学生は多いと思われる。補足ではあるが看護学生のみならず医学生に対しても同様の教育が必要と考えられる。

今回のアンケートにおいて、まずは放射線診断学と放射線治療学が別々の専門領域であることを看護学生のうちに認識することが必要と考えられる。また医学生においても同様のアンケート等を行い、どのくらい放射線医学について知識があるか調査する必要があるかと思われる。

放射線治療について

現在、がん放射線療法看護認定看護師制度が2010年に発足し、2016年時点で224名の認定看護師がいる。取得するには、看護師免許取得後、実務研修が通算5年以上あり(うち3年以上は認定看護分野の実務研修)、認定看護師教育機関(課程)修了(6か月・615時間以上)し筆記試験(認定審査)を受け合格した際に認定看護師となる。

認定看護師の役割として、放射線治療中および治療後の患者のケアのみならず、がん患者に接する機会の多い看護師に対して放射線治療の看護教育も担っている。徐々に認定看護師は増えてきてはいるが、野戸らによるとがん放射線療法看護認定看護師としての活動時間は他分野の認定看護師に比して少なく、時間が確保できていないと報告している[3)]。

海外と本邦とでは放射線治療の看護教育は異なっている[5)-8)]。主な相違点は「癌看護(Oncology Nursing)」と分野が独立しており、その中の「放射線治療看護(Radiotherapy Nursing)」が化学療法看護、周術期看護などと並列に教育されている。Komproodらによると看護教育にがん患者の知識を詳しく教育をしたほうが卒後がん患者に対して積極的にケアを行うことができると報告している[7)]。

がんは部位によって治療法もケアも異なる。そのため、学生のうちにがん種別に放射線治療の看護を習得するのは難しい。ゆえにがん看護

学の一つとして放射線治療の教育をするこが望ましいと考えられる。また今後増加する放射線治療患者に対して同様に放射線治療に関する講義の時間も増やしていく必要があると思われる。

5．結語

本邦における看護学生の放射線治療の知識を調査した。放射線治療の講義の前の知識は非常に低く放射線診断学と放射線治療学が別々の領域であることを知らない学生も多かった。今後の放射線治療の患者の増加に伴い患者から看護師に放射線治療について質問される場面が増えてくると予想される。看護学生にも放射線治療の講義を増やす必要があると考えられた。

連絡先

田中　修(たなか　おさむ)
岐阜市民病院　放射線治療科
500-8513　岐阜県岐阜市鹿島町7-1
電話 058-251-1101　FAX058-252-1335
E-mail:　c.bluered@gmail.com

この研究に利益相反はない
経済的援助はない

参考文献

1) 井上 真奈美, 鈴木 結香. 看護系大学における放射線に関する教育内容の現状（原著論文）。山口県立大学学術情報（1882-6393）4号 Page9-11(2011.03)

2) 園田 麻利子, 上原 充世. 看護学生に実施した放射線に関する授業効果の考察（原著論文）。鹿児島純心女子大学看護栄養学部紀要（1348-4303）20 巻 Page32-41(2016.05)

3) 野戸 結花, 冨澤 登志子, 井瀧 千恵子, その他. がん放射線療法看護認定看護師の活動に関する現状と課題(原著論文)。日本放射線看護学会誌（2187-6460）1巻1号 Page22-29(2013.03)

4) 川原田昭、江良謙一、北原洋貴、その他. 患者から看護婦への放射線についての質問と対応. 日本放射線技師会雑誌. 47:109-118;2000

5) Purnell MJ, Walsh SM, Milone MA. Oncology nursing education: teaching strategies that work. Nurs Educ Perspect. 2004 Nov-Dec;25(6):304-8.

6) Furlong E, Fox P, Lavin M, Collins R. Oncology nursing students' views of a modified OSCE. Eur J Oncol Nurs. 2005 Dec;9(4):351-9.

7) Komprood SR. Nursing student attitudes toward oncology nursing: an evidence-based literature review. Clin J Oncol Nurs. 2013 Feb;17(1):E21-8.

8) Kostak MA, Mutlu A, Bilsel A. Experiences of nursing students in caring for pediatric cancer patients. Asian Pac J Cancer Prev. 2014;15(5):1955-60.

医学生の海外臨床実習報告記シリーズ

　岐阜大学医学部医学科の「教育理念」において「世界と地域の医療・医学の発展に貢献できる優れた医療人・医学研究者の育成」が強調されており、在学中から国際的な経験を積み、卒業後、グローカルマインドを有する医療者として活躍することが期待される。こうしたグローカル教育推進の一環として、5－6年次に実施される選択臨床実習（計20週）の中で4週間もしくは8週間の海外での臨床実習を希望者に対して認めている。ただし、海外臨床実習に参加するためには、学生は以下の学内条件を満たす必要がある。

①TOEFL ITP　550点以上、
②医療英語課外授業の8割以上の出席、
③English OSCEの受験・合格、
④一定以上の学業成績

　特に、上記の条件にあるように、海外臨床実習を希望する学生は、準備教育を受ける必要がある。例えば、「医療英語課外授業」では、History Taking や Physical Examination, Case presentation を学び、その学習成果は「English OSCE」によって評価される。この準備教育にご尽力いただいた、講師のJames Thomas先生（慶應義塾大学）と外国人模擬患者の岐阜大学留学生に、この場をお借りして感謝申し上げたい。
　平成29年度は、学内条件を満たした18名の学生が海外臨床実習に参加し、様々な困難に向き合いながら多くの学びを得て帰国することができた。本号は、その中から14名の海外臨床実習の報告をCD-Rに収載する。

平成30年1月
藤崎和彦
岐阜大学医学教育開発研究センター

平成 29 年度　海外臨床実習報告一覧

氏名	実習施設	国
安藤　涼花	バージニア大学	アメリカ
大橋　洋祐	チェンマイ大学　チェンマイ大学病院	タイ
小林　寛樹	シドニー大学　Royal Prince Alfred Hospital マギル大学　Montreal General Hospital	オーストラリア カナダ
佐野　円香	シドニー大学　Royal Prince Alfred Hospital	オーストラリア
鈴木　美也	シドニー大学　Royal Prince Alfred Hospital	オーストラリア
角　友理恵	シドニー大学　Royal Alfred Prince Hospital	オーストラリア
徳地　真帆	マギル大学　モントリオール小児病院	カナダ
中村　織衣	ドイツ赤十字病院アルツァイ　DRK Krankenhaus Alzey アウグスブルク病院　Klinikum Augsburg	ドイツ
原野　義大	シドニー大学 Concord　Repatriation　General Hospital	オーストラリア
樋口　翔	シドニー大学　Royal Prince Alfred Hospital マギル大学　Royal Victoria Hospital	オーストラリア カナダ
星野奈生子	デュポン小児病院 オレゴン健康科学大学 フロリダ国際大学	アメリカ
増田　直也	チェンマイ大学	タイ
松浦　有佑	チェンマイ大学	タイ
山原　直紀	シドニー大学　Chris O'Brien Lifehouse	オーストラリア

第65回 医学教育セミナーとワークショップ

2017年7月21日（金） － 7月23日（日）
岐阜大学（医学部キャンパス）

はじめに

　2017年7月21-23日に開催いたしました、「第65回医学教育セミナーとワークショップ」の記録集をお届けいたします。例年、夏の医学教育セミナーとワークショップは日本医学教育学会大会が終わった後の8月上旬に実施することが多いのですが、2017年は札幌で開催の医学教育学会が8月のお盆過ぎに開催となったために、順番を入れ替えて7月後半での開催となりました。

　今回は9つのワークショップ、1つのセミナーを企画し実施しました。例によって暑い岐阜の地での開催でしたが、スタッフの皆様のご尽力により、盛大に開催することができました。講師も含めて総勢178名という多くの皆様のご参加のもと、活発で建設的な議論が展開されました。ワークショップ企画者、講師、参加者の皆様に対し、この場を借りて深く感謝申し上げます。

　セミナーは金沢医科大学の高村昭輝先生に「Longitudinal Integrated Clerkships～地域基盤型医学教育、教育資源としての地域～」というタイトルで新しいCommunity-based Medical Education という概念の試みについてご報告をして頂きました。またワークショップ「魅力的なIPEを作ろう ：IPEを学ぶオンラインコース＋ワークショップ」と「"アクティブ・ティーチング"で学習者を惹きつけろ！」の二つは、その前後に実施しているE-Learningのコースとの組み合わせでの開催となりました。そのほかにも「卒後臨床研修事務職員の役割：ペーパーワークを越えて」「臨床の場ですぐに活かせるフィードバック・スキル」「医療現場での電話相談・報告 ：スタッフの「苦手意識」を克服しよう」「症例検討会による行動科学・社会科学の教育 ：医療人類学の場合」「医療者教育の研究を立案してみよう」「看護における模擬患者参加型教育をデザインする：SPを活用したシナリオ作成からリフレクションの方法まで」「専門医の質ってどう測るの？ ：医療現場での評価」といったワークショップのラインアップで、卒前教育から卒後初期、卒後後期研修という時間軸でも、医学歯学薬学看護学という医療系教育から行動科学・社会科学、さらには臨床研修事務といった参加職種の横の広がりでも、非常に多面的なパースペクティブでのディスカッションが出来るメニューになっていたと思います。

　医学教育開発研究センターは、今後も社会と現場のニーズに応え、各大学の特色ある取り組みに焦点を当て、医学教育セミナーとワークショップを企画・運営してゆきます。皆様のご支援とご参加をお願い申し上げます。

2018年1月
岐阜大学医学教育開発研究センター長　藤崎和彦

Contributors

WS-1　魅力的なIPEを作ろう　：IPEを学ぶオンラインコース＋ワークショップ
　　川上ちひろ　　岐阜大学　MEDC
　　今福輪太郎　　岐阜大学　MEDC
　　恒川　幸司　　岐阜大学　MEDC
　　前野　貴美　　筑波大学
　　鈴木　一吉　　愛知学院大学

WS-2　卒後臨床研修事務職員の役割　：ペーパーワークを越えて
　　青野　真弓　　聖路加国際大学
　　深田　絵美　　大同病院
　　浅川　麻里　　堺市立総合医療センター
　　尾原　晴雄　　沖縄県立中部病院
　　鈴木　康之　　岐阜大学　MEDC

WS-3　臨床の場ですぐに活かせるフィードバック・スキル
　　前野　哲博　　筑波大学

WS-4　医療現場での電話相談・報告　：スタッフの「苦手意識」を克服しよう
　　小西　恵理　　松江赤十字病院
　　嶋岡　　鋼　　国際医療福祉大学塩谷病院
　　赤嶺　陽子　　長野県立病院機構
　　布原　佳奈　　岐阜県立看護大学

WS-5　"アクティブ・ティーチング"で学習者を惹きつけろ！
　　西城　卓也　　岐阜大学　MEDC
　　今福輪太郎　　岐阜大学　MEDC
　　西屋　克己　　関西医科大学

WS-6　症例検討会による行動科学・社会科学の教育　：医療人類学の場合
　　錦織　　宏　　京都大学
　　飯田　淳子　　川崎医療福祉大学
　　島薗　洋介　　大阪大学
　　宮地純一郎　　浅井東診療所
　　星野　　晋　　山口大学
　　伊藤　泰信　　北陸先端科学技術大学院大学
　　浜田　明範　　関西大学
　　島崎　亮司　　シティータワー診療所

WS - 7　　　第13回 医学教育研究技法ワークショップ
　　　　　　「医療者教育の研究を立案してみよう」
　　　　　　日本医学教育学会教育研究・利益相反委員会
　　　　　　　　大滝　純司　　　北海道大学
　　　　　　　　宮田　靖志　　　愛知医科大学
　　　　　　　　石川ひろの　　　東京大学
　　　　　　　　伊藤　俊之　　　滋賀医科大学
　　　　　　　　尾原　晴雄　　　沖縄県立中部病院
　　　　　　　　孫　　大輔　　　東京大学
　　　　　　　　武田　裕子　　　順天堂大学
　　　　　　　　向原　　圭　　　久留米大学

WS - 8　　　看護における模擬患者参加型教育をデザインする
　　　　　　：SPを活用したシナリオ作成からリフレクションの方法まで
　　　　　　　　阿部　恵子　　　名古屋大学医学部附属病院
　　　　　　　　麦島　健一　　　名古屋大学医学部附属病院
　　　　　　　　米谷　祐美　　　名古屋大学医学部附属病院
　　　　　　　　本田　育美　　　名古屋大学
　　　　　　　　渕田英津子　　　名古屋大学

WS - 9　　　専門医の質ってどう測るの？：医療現場での評価
　　　　　　日本医学教育学会　卒後・専門教育委員会
　　　　　　　　小西　靖彦　　　京都大学
　　　　　　　　青松　棟吉　　　JA長野厚生連 佐久総合病院
　　　　　　　　石原　　慎　　　藤田保健衛生大学
　　　　　　　　清水　貴子　　　社会福祉法人 聖隷福祉事業団
　　　　　　　　中川　　晋　　　東京都済生会中央病院
　　　　　　　　望月　　篤　　　聖マリアンナ医科大学
　　　　　　　　高村　昭輝　　　金沢医科大学

セミナー　　「Community-based Medical Education
　　　　　　　：Longitudinal Integrated Clerkships」教育資源としての地域
　　　　　　　　高村　昭輝　　　金沢医科大学

企画・運営

MEDC：　藤崎和彦、鈴木康之、丹羽雅之、西城卓也、川上ちひろ、今福輪太郎、
　　　　恒川幸司、早川佳穂、北野敦子、藤田庸子、福田ゆう、加納知子、淺野サナエ

ワークショップ1

魅力的なIPEを作ろう
：IPEを学ぶオンラインコース＋ワークショップ

WS-1
魅力的なIPEを作ろう
：IPEを学ぶオンラインコース＋ワークショップ　Online Course＋

日時： 2017年7月21日（金）13:00～17:00　・　22日（土）9:00～12:00

企画：　川上ちひろ　　（MEDC）
　　　　　今福輪太郎　　（MEDC）
　　　　　恒川　幸司　　（MEDC）
　　　　　前野　貴美　　（筑波大学）
　　　　　鈴木　一吉　　（愛知学院大学）

対象：　魅力的なIPEを作ろう～IPEを学ぶオンラインコース～に参加されている方

概要：　オンラインコース＋ワークショップでの学びを通じて、参加者の施設で合理的で効果的なIPE（多職種連携医療教育）を計画実施できることを目的にしています。
　今回のワークショップでは、魅力的なIPEを作ろう～IPEを学ぶオンラインコース～に参加されている方が集まり実際に顔合わせをします。参加者が実際に行っている（行いたい）IPEを交流し、プログラム（カリキュラム）の目標設定や、そこで得られる学習者の学び、学習方略などのデザインを考え、実際の運営のコツなどを共有します。さらに、実際に参加者を学習者に見立て模擬授業を行います。

スケジュール：

7月21日（金）	
13:00-	オープニング ・オリエンテーション・自己紹介
13:10-	IPEの効果と学習者の学び ・筑波大学の取り組み ・岐阜大学の取り組み概要 ・映像教材の視聴 ・ミニミニレクチャー
14:10-	グループに分かれて ・自己紹介 ・ワークの相談
14:40-	グループの進捗状況発表 グループワーク

7月22日（土）	
9:00-	グループワーク（前日の続き）
10:00-	発表 ・1G×30分
11:30-	クロージング ・ふりかえり ・まとめ
	☆長い期間ありがとうございました☆

参加者（敬称略）：

クラス　君の名は。		
佐藤　伸之	旭川医科大学	教育センター
岡　広子	広島大学大学院	医歯薬保健学研究科
並川　浩己	大阪市立大学大学院医学研究科	総合医学教育学 総合診療センター
田中　武志	日野病院組合 訪問看護ステーションすまいる	訪問リハビリテーション
山根由起子	京都府立医科大学	在宅チーム医療推進学 総合医療・医学教育学
内藤知佐子	京都大学医学部附属病院	総合臨床教育・研修センター
クラス　ルドルフ		
幕内安弥子	大阪市立大学大学院医学研究科	総合医学教育学
黒田　達実	公立八鹿病院	人材育成センター
若林　秀治	神戸医療福祉専門学校中央校	鍼灸科
鬼塚　千絵	九州歯科大学	総合診療学分野
嶌末　憲子	埼玉県立大学	保健医療福祉学部
下井　俊典	国際医療福祉大学	保健医療学部 理学療法学科
内藤　喜樹	鹿児島市立病院	産婦人科 新生児
柴田　喜幸	産業医科大学	産業医実務研修センター
クラス　聲の形		
永松　浩	九州歯科大学	総合診療学分野
伊藤　大樹	医療法人あおばクリニック	内科・在宅医療部
小嶋　章吾	国際医療福祉大学	医療福祉学部
吉井　智晴	東京医療学院大学	保健医療学部 リハビリテーション学科
角山　香織	大阪薬科大学	臨床薬学教育研究センター
村上　壮一	北海道大学大学院	医学研究科医学教育推進センター 消化器外科Ⅱ
駒澤　伸泰	大阪医科大学	麻酔科
後藤　道子	三重大学	大学院医学系研究科 地域医療学講座
安元　佐和	福岡大学	医学部医学教育推進講座

報告概略：

　本ワークショップはIPEオンラインコースとして2ヶ月前から開始され、その集大成として初めて参加者が顔合わせをして実施された。

　ワークショップは、まず「IPEの効果と学習者の学び」と題して「筑波大学の取り組み」「岐阜大学の取り組み概要」「IPEについての質的研究および量的研究」のレクチャーとMEDC制作のIPE映像教材の視聴が行われた。演者と参加者との間で時間を超えるほどの多くの質疑応答が行われ、関心の高さがうかがわれた。

　続いて、ワークとしてオンラインコースの3グループに分かれてIPEの授業のための動画などの教材を2日間にわたって作成した。多くの参加者が早朝から作業を行うなど、熱心に取り組んでいた。その後全体発表として模擬授業形式で発表を行った。どのグループもすぐに用いることができるような工夫された素晴らしい教材であった。

　実施後の参加者からの声では、「実際の多職種の教員が集まり授業を企画することは実際の多職種連携に通じる場として有意義であり、他の職種や他の教員からの多くの学びがあった」などの回答があった。多職種連携を教える側が、多職種連携しながら教材を作成するという教育者も連携を体験しながらのワークとなり、盛会のうちに終了した。

ワークショップ2
卒後臨床研修事務職員の役割 ：ペーパーワークを越えて

WS-2
卒後臨床研修事務職員の役割 ：ペーパーワークを越えて

日時： 2017年7月21日（金）13:00〜17:00 ・ 22日（土）9:00〜12:00

企画：
- 青野　真弓　　（聖路加国際大学）
- 深田　絵美　　（大同病院）
- 浅川　麻里　　（堺市立総合医療センター）
- 尾原　晴雄　　（沖縄県立中部病院）
- 鈴木　康之　　（岐阜大学 MEDC）

対象： 臨床研修病院（大学病院、一般病院）の研修事務担当者、研修プログラム責任者、指導医

概要： 臨床研修が必修化して10年以上が経過し、研修事務職員の役割はますます重要になってきています。書類作成、データ管理等の事務的業務だけでなく、研修医や指導医に対する様々な支援の役割を担っています。このワークショップでは、全国の臨床研修事務担当者の皆さんにお集まりいただき、研修事務職員の役割と課題について討論し、先進事例や業務に役立つノウハウについて学び、卒後臨床教育の充実をめざして連携の輪を作ってゆきたいと思います。また、カナダでは年に1度全国の臨床研修事務担当者が集まってWSを開催しており、その内容も紹介いたします。

スケジュール：

	7月21日(金)
13:00-	イントロ、アイスブレーク（青野）
13:30-	研修事務に求められるもの＜ワールドカフェ＞（青野、深田）
15:00-	発表と質疑（青野、深田）
15:30-	休憩
15:45-	大同病院の取り組み（深田）
16:30-	事務担当者の役割（青野）
17:00-	海外での先進的な取り組みと現場の医師が事務担当者に求めている役割（青野、浅川）
18:00	1日目終了

7月22日（土）	
9:00-	メンタリングとは（尾原）
10:30-	休憩
10:45-	研修医からこんな相談を受けたらどうする？＜ロールプレイ＞ （尾原、青野、浅川、深田）
12:00-	総合質疑、ポストアンケート、研究協力の依頼
12:15	終了

参加者（敬称略）：

氏　　　名	勤　務　先	所　属
山田　美記子	神奈川歯科大学附属病院	院務部
高桑　みづき	公立大学法人横浜市立大学附属病院	医学・病院統括部　職員課人事担当
金子　祥子	藤田保健衛生大学病院	臨床研修センター
小川　麻依	株式会社麻生　飯塚病院	教育推進本部
高嶋　裕美	飯塚病院	教育推進本部
木村　光利	東京大学医学部附属病院	総合研修センター
金澤　剛志	九州大学大学院医学系学府	医学教育学講座
白木　育美	岐阜大学	地域医療医学センター
八木　瑞生	社会医療法人生長会府中病院	医師研修センター
小川　雅朝	木沢記念病院	経営支援部
平田　由貴子	木沢記念病院	経営支援部
松下　ミキ	堺市立総合医療センター	臨床教育研究センター
山本　奈穂	社会医療法人生長会府中病院	医師研修センター
室谷　嘉一	東北医科薬科大学	医学部卒後研修支援センター

報告概略：

　WS-2「卒後臨床研修事務職員の役割：ペーパーワークを越えて」は、青野真弓（聖路加国際病院）、浅川麻里（堺市立総合医療センター）、尾原晴雄（沖縄中部病院）、深田絵美（大同病院）、鈴木康之（MEDC）の企画で、14名の参加者とともに、研修事務に求められるもの（ワールドカフェ）、大同病院の取り組み、事務担当者の役割、海外での先進的取組、メンタリング、相談に関するロールプレイなど、多彩なセッションを通じて、臨床研修事務職員としての役割意識とスキル向上を図った。少人数での実施であったが、事務職員と指導医との意見交換や懇親の場も設けられ、ネットワークが広がる有意義なワークショップであった。

ワークショップ3
臨床の場ですぐに活かせるフィードバック・スキル

WS-3
臨床の場ですぐに活かせるフィードバック・スキル

日時： 2017年7月22日（土）9:00～12:00

企画： 前野　哲博　（筑波大学）

対象： 全職種

参加者（敬称略）：

氏　名	所　属
相澤　純	岩手医科大学
青木伸一郎	日本大学松戸歯学部
青山　和史	諏訪中央病院
芦田　ルリ	東京慈恵会医科大学
石黒　一美	日本歯科大学
猪田　宏美	岡山大学病院
井上　都之	岩手県立大学
井上みち子	
井上　薫	首都大学東京
今井　祐子	国際医療福祉大学
岡田　啓太	国際医学技術専門学校
掛田　恭子	高知大学
北川信一郎	滋賀県庁
久保　卓也	岡山大学
杉浦　宏紀	名鉄看護専門学校、名鉄病院
鈴木美代子	岩手県立大学
曽我　圭司	津山ファミリークリニック
知名　規人	専門学校琉球リハビリテーション学院
中井　智子	滋賀医科大学医学部附属病院
中島ともみ	聖隷クリストファー大学
長野　健彦	宮崎大学
長宗　雅美	徳島大学
半谷眞七子	名城大学

本田　育美	名古屋大学
増田多加子	東京薬科大学
松田　育子	学校法人誠広学園　平成医療短期大学
水谷　貴佐	関西総合リハビリテーション専門学校
麦島　健一	名大病院
村岡　千種	北海道薬科大学
森川　和政	九州歯科大学
森本　勝彦	奈良県総合医療センター
山木　照子	滋賀医科大学
吉田　礼子	鹿児島大学

報告概略：

　医療職の教育において、OJT（On the job training）における教育効果を高めるために、フィードバックが重要なことは言うまでもありません。そのためのスキルとしては「フィードバックサンドイッチ」や「マイクロスキル」などの方法が知られていますが、単にマニュアル的に会話を構造化するだけでは、現状にフィットしなかったり、不自然な会話になったり、何より紋切り型のパターン化した対応を学習者に見抜かれてしまい、かえってモチベーションを下げることにもなりかねません。

　今回のワークショップでは、まず、フィードバックの基盤となる指導者の関わり方について考え、次に、多忙な現場で適切なフィードバックを行うために、情報をどう集め、改善を図るポイントをどう選び、それをどう建設的に伝えるのか、という実践的なポイントを学ぶ体験型のワークショップとして実施しました。

　たいへん幅広い多職種の医療系教育に関わる教員や現場指導者が参加して、とても熱気のある楽しく学びの多いＷＳになりました。

ワークショップ 4
医療現場での電話相談・報告
：スタッフの「苦手意識」を克服しよう

WS-4
医療現場での電話相談・報告：スタッフの「苦手意識」を克服しよう

日時： 2017 年 7 月 22 日（土）9:00～12:00

企画： 小西　恵理　　（松江赤十字病院）
　　　　嶋岡　　鋼　　（国際医療福祉大学塩谷病院）
　　　　赤嶺　陽子　　（長野県立病院機構）
　　　　布原　佳奈　　（岐阜県立看護大学）

対象： 医療チームコミュニケーション教育に関心のある方すべて

概要： 　臨床現場では日常的に患者に関する情報伝達が行われていますが、電話による相談・報告は緊急度が高い場面で用いられることが多いうえ、コミュニケーション手段が言語に限られるため、情報を緊急度を含めて正しく伝えるには困難を伴います。本ワークショップでは、医療チームのための情報伝達ツール"ISBAR"をもとに、学生を含めたすべての医療チームスタッフに応用可能な電話相談・報告教育コースの開発を目指します。松江赤十字病院で行っている研修医・看護師対象の教育コースとその成果も紹介します。

スケジュール：

7月22日（土）	
9:00-	開始
9:10-	挨拶・自己紹介・オリエンテーション
9:30-	多職種間・医療者間の情報の受け渡しで困る場面・困った事例を抽出
9:40-	電話相談と ISBAR 松江日赤のアンケート結果も含めて
9:55-	リーダーシップとフォロワーシップ
10:40-	松江日赤のコースの説明、実践
10:55-	インストラクショナルデザイン
11:40-	学生を対象に、電話で伝える教育方法を考える
11:55-	発表
12:00	まとめ・アンケート記入

参加者（敬称略）：

氏　名	所　属
名古路恵理子	関市国民健康保険津保川診療所
荘加　路子	関市国民健康保険津保川診療所
酒寄　孝治	東京歯科大学　社会歯科学講座
川畑　萌子	岐阜県立看護大学　看護学部看護学科
脇田　真希	岐阜県立看護大学　看護学部看護学科
松久　七海	岐阜県立看護大学　看護学部看護学科

報告概略：

　WS-4「医療現場での電話相談・報告：スタッフの『苦手意識』を克服しよう」では、WSの目標を 1）情報伝達コミュニケーションの問題点を明らかにし、ISBARツールを用いてそれを解決する、2）電話相談におけるコミュニケーションを円滑に行うために、教育コースをデザインする、と設定した。

　最初のグループワークで、情報の受け渡しの際に生じる困難を情報の送り手・受け手に分けて抽出し、共有した。続く2つのミニレクチャーで情報の受け渡しや、送り手の困難さを踏まえたフォロワーシップについて述べた。その後、シナリオをもとに電話相談のシミュレーションを行い、ISBARに基づいた評価表で自己評価を行った。

　これら前半のセッションで目標1）を体験したのち、後半では2）ISBARを他者に伝える教育コースを作成するグループワークを行った。教育コース作成の理論としてインストラクショナルデザインのガイダンスを行い、各グループの設定に従って教育コースを作成し、発表した。

　情報伝達ツールISBARを理解し現場に応用するために、電話相談の持つ性質や構造を明らかにし、相談の受け手・送り手に着目して講義やグループワークを行うことが有効であった。学んだ知識・技術を伝えるために教育コースをデザインすることは、本WSをMEDCで行うことの意義と考えたが、コースデザインを行うGWでは積極的に討議が行われ、本WSの内容のさらなる理解にも繋がっていた。

　短時間に多くのコンテンツを含んだWSであったが、参加者の積極的な取り組みとご協力をもって成果が得られたことに感謝申し上げます。

ワークショップ5
"アクティブ・ティーチング"で学習者を惹きつけろ！

WS-5
"アクティブ・ティーチング"で学習者を惹きつけろ！

日時： 2017年7月22日（土）13:00～17:00 ・ 23日（日）9:00～12:00

企画： 西城　卓也　　（MEDC）
　　　　今福輪太郎　（MEDC）
　　　　西屋　克己　（関西医科大学）

対象： フェローシッププログラム2017 モジュール1参加者限定

概要： 　「研修生のやる気を出させることまで指導者の仕事なのか」「積極性のない学生にどう対応するのか」等、学習者に関する愚痴がしばしば議論されます。学習者を受動的から能動的に、依存的から主体的にするためにはどうしたらいいのでしょうか。

　医療者は様々な場面で、周囲の人とどのように学ぶのかをオンラインコースで考え、各自の実践と照らし合わせ、意見交換してきました。課題①では、どのよう学習方法で意味のある学びをもたらすか？どのように主体性を育むのか？課題②では、魅力ある評価・フィードバックでどのように学びを促進するのか？課題③では、教育セッションのデザインについて学んできました。

　アクティブ・ラーニングという概念は必ずしも新しいものではありませんが、学習者をアクティブにするティーチングは常に開発されています。世の中において自分で変えられるものは、過去ではなく未来、他人ではなく自分です。学習者がアクティブになることを目指して、明日からの自分のティーチングを変えましょう。

　今回はアクティブ・ティーチングの知見を踏まえつつ、超実践的セッションを開催します。そして①学習者が、より望ましい医療者へと成長することが期待できる教育のあり方をモジュールの仲間と議論できること、また②魅力ある教育セッションに必要な、教育のアプローチ（目標設定・方法や方略・評価（特に形成評価）・セッションのデザイン・そして教育者と学習者の役割等）を、説明できることが目標です。

Active teaching and learning!?

なぜ①…教育が目指すもの・価値観の変容
　　　　知識や技術の獲得・博学さ　から　能力の獲得・実践者　へ
　　　　技能的に優れた専門家　から　信頼できる専門家　へ

なぜ②…教育者への期待の変容
　　　　知識・技術の伝達者　から
　　　　（知識や技術・態度が統合された）能力の開発者
　　　　専門性の探究　から　専門性＋社会/職業的に必要な汎用的能力の探究

そんな教育をするコツってなんだろう・・・？

1. より実践的で主体的な学習活動の導入
2. 様々な学習方法・アプローチを混ぜて実施
3. 周囲の人も学習資源とみなし、話し合いを活用
4. 暗記だけの学習から応用を伴う学習活動
5. 内省をする時間を設け、"メタ認知"の促進
6. 学習者の準備状況に合わせた支援やフィードバック・評価
7. 適切な順序での学びの促進　（プログラム・カリキュラムの構造）
8. 学習の経過を観察し、全体を俯瞰し、教えと学びを協調させること

参照：

Močinić, Snježana Nevia. "Active teachingstrategies in higher education." Metodički obzori 15 (2012).
https://pdfs.semanticscholar.org/ba81/14104a900eb9b0240b02d9edf4f72bb22d18.pdf

スケジュール：

	7月22日（土）
13:00-	オープニング 　改めて自己紹介 　これまでの学び
13:20- 13:30- 14:20- 14:30- 15:05- 15:15-	セッション1　　教育のデザイン　（課題3発表） 　手順説明 　プレゼンタイム1（3名発表） 　　　クラスのA/B班（各5-6名）ごと 　　　一人15分程度が持ち時間（発表8分以内+議論7分程度） 　休憩 　プレゼンタイム2（2名発表・メンバーチェンジあり） 　グループ討議　"アクティブな学びをもたらすセッションを作るコツ" 　討議したことの共有
15:30- 15:50-	セッション2　　アクティブな学びを促せる教育者とはどんな人か？ 　グループ再編成（6班、専門分野別） 　スキッド準備①
16:50- 17:00	明日の説明・会場設営 終了

	7月23日（日）
9:00	オープニング
9:05- 10:00- 10:10-	スキッド準備② 　休憩 スキッドタイム（5分）+明日からの私たち（2分）+意見交換（5分）
11:40- 12:00	まとめ　　最終プロダクト説明・アンケート 終了

参加者(敬称略):参加いただいた皆様とお会いできて、仲間ができたことに感謝します!

クラス 長良川		
名和 祥子	岐阜大学 大学院医学研究科看護学専攻	Aチーム
會田 信子	信州大学 学術研究院医学保健学域保健学系	Bチーム
中神 克之	四日市看護医療大学 看護学部看護学科	Aチーム
馬谷原光織	昭和大学 歯学部	Bチーム
吉田 礼子	鹿児島大学病院 歯科総合診療部	Aチーム
園井 教裕	岡山大学歯学部 歯学教育・国際交流推進センター	Bチーム
村上 壮一	北海道大学 大学院医学研究科医学教育推進センター/消化器外科学分野Ⅱ	Aチーム
駒澤 伸泰	大阪医科大学附属病院 医療技能シミュレーション室	Bチーム
長野 健彦	宮崎大学医学部 医療人育成支援センター	Aチーム
クラス金華山		
田尻 慶子	岐阜大学 大学院医学系研究科地域看護学専攻	Aチーム
中島ともみ	聖隷クリストファー大学	Bチーム
岡本名珠子	岐阜聖徳学園大学看護学部	Aチーム
末次 典恵	佐賀大学医学部看護学科	Bチーム
知名 規人	智晴学園専門学校琉球リハビリテーション学院	Aチーム
内山千鶴子	目白大学保健医療学部言語聴覚学科	Bチーム
田中 真希	聖隷クリストファー大学リハビリテーション学部理学療法学科	Aチーム
松田 育子	誠広学園平成医療短期大学 リハビリテーション学科視機能療法専攻	Bチーム
室谷 嘉一	東北医科薬科大学 医学部卒後研修支援センター	Aチーム
木村 光利	東京大学医学部附属病院 総合研修センター	Bチーム
クラス川原町		
勝又 桂子	昭和大学 歯学部 歯科保存学講座 総合診療歯科学部門	Aチーム
礪波 健一	東京医科歯科大学 歯学部附属病院 歯科総合診療部	Bチーム
青木伸一郎	日本大学松戸歯学部歯科総合診療学講座	Aチーム
阿曽 亮子	日本医科大学医学教育センター	Bチーム
久保 和子	岡山大学病院 薬剤部	Aチーム
増田多加子	東京薬科大学	Bチーム
青江 麻衣	大阪大谷大学薬学部 薬学教育支援開発センター	Aチーム
吉川 桃乃	都立大塚病院 内科	Bチーム
田村 幸大	社会医療法人鹿児島愛心会大隅鹿屋病院	Aチーム
相澤 純	岩手医科大学医学部医学教育学講座・麻酔学講座	Bチーム
岡崎 史子	東京慈恵会医科大学 教育センター	Aチーム
青山 和史	諏訪中央病院 産婦人科	Bチーム

報告概略：

　ワークショップは、フェローシッププログラム・モジュール1の一環として開催されました。ワークショップに先立って2か月開催されていたオンラインコースを通じて、ともに学んできた31名の医療教育関係者の方々と、アクティブ・ラーニング/ティーチングをともに議論することが出来ましたこと御礼申し上げます。

　これまでのオンラインコースでは、課題①どのよう学習方法で意味のある学びをもたらすか？、課題②魅力ある評価・フィードバックでどのように学びを促進するのか？について各自の事例を分析し、学び、意見交換してきました。そしてワークショップ前半では、課題③魅力ある教育セッションのデザインについて各自の実践報告を、今回のワークショップで発表していただくことができました。インストラクショナルデザインや動機を引き出す学習プログラムのコツを意見交換できたことと存じます。

　ワークショップ後半では、アクティブ・ティーチングを目指す明日からの私たちの実践目標を設定することを試みました。実際の教育は、知識と態度と行動が統合されなければ実現しません。とかく理想主義に走りがちな教育という学問ではありますが、今回はグループごとに、寸劇（場面設定・登場人物・教育の問題・それを変える教育方法・その変化に携わる明日からの教育者としての行動目標）をゼロから設定し演じていただくことで、これまでのすべての学びの統合を実践に落とし込むことを試みることができました。専門分野別のチーム対抗の寸劇大会は、大変な盛り上がりを見せ、明日からの教育者としての医療者の行動変容を期待させるものでした。

ワークショップ6
症例検討会による行動科学・社会科学の教育
： 医療人類学の場合

WS-6
症例検討会による行動科学・社会科学の教育 ：医療人類学の場合

日時： 2017年7月22日（土）13:00～17:00 ・ 23日（日）9:00～12:00

企画：
- 錦織　　宏（京都大学）
- 飯田　淳子（川崎医療福祉大学）
- 島薗　洋介（大阪大学）
- 宮地純一郎（浅井東診療所）
- 星野　　晋（山口大学）
- 伊藤　泰信（北陸先端科学技術大学院大学）
- 浜田　明範（関西大学）
- 島崎　亮司（シティータワー診療所）

対象： 行動科学・社会科学の教育に関わる医学部/医療系学部教員
行動科学・社会科学の教育に関心のある医師・医療者
医学・医療者教育に関心のある行動科学・社会科学研究者

概要： 平成28年度に改訂された医学教育モデル・コアカリキュラムにおいて、「医療に関係のある社会科学領域」が新しく記載されました。日本医学教育評価機構による認証評価でも必須とされる行動科学・社会科学は臨床現場に出るまで重要性が理解されにくいため教養教育では伝えにくく、また社会科学者の多くは臨床現場の文脈に、現場の臨床医は社会科学に精通しておらず、臨床医と社会科学者の間の連携が課題とされています。このワークショップでは、これまで我々が医療者・人類学者協働で行ってきた症例検討会による教育経験を共有したうえで、「臨床と結びつけて医療人類学を教えるにはどうすればよいか？」という問いについて考えたいと思います。また質的研究という側面に焦点を当てて医療人類学と医学教育のコラボレーションについても討論します。なおこの企画は主催者の研究活動の一環として行いますので、当日、研究参加への同意をお願いする予定です。

スケジュール：

7月22日（土）	
13:00-	企画説明・自己紹介
13:10-	ミニレクチャー：医療人類学とは？
13:25-	症例検討会 症例プレゼンテーション＋小グループ討議
14:50-	症例検討会続き 人類学者コメント＋小グループ討議
16:45-	全体討論

7月23日（日）	
9:00-	卒前医学教育における医療人類学
9:20-	文化人類学側の動向
9:50-	小グループ討議
10:20-	症例検討会のススメ
10:40-	質的研究と医療人類学
11:10-	小グループ討議
11:30-	全体討論

参加者（敬称略）：

氏　名	所　属
朝居　朋子	岐阜大学
山木　照子	滋賀医科大学
村岡　千種	北海道薬科大学
掛田　恭子	高知大学
北川信一郎	滋賀県庁
向所　賢一	滋賀医科大学
崎本　裕也	山口大学
奥　　知久	諏訪中央病院
平野　貴大	青森県立中央病院
朝比奈真由美	千葉大学医学部附属病院
鎌田　英男	群馬大学
安元　佐和	福岡大学
金澤　剛志	九州大学
浅川　麻里	堺市立総合医療センター
永松　　浩	九州歯科大学
栗林　　太	川崎医科大学
吉村　慶子	済生会　中津病院
北原　照代	滋賀医科大学

報告概略：

　一日目は医師と医療人類学者が協働するスタイルの症例検討会を行い、参加者にも小グループ討議の形で議論に参加してもらった。企画側がプレゼンテーターの医師と事前にやりとりを何度も重ね、当日はその症例プレゼンテーションの内容をもとに、参加者に「問いを問いなおして」「人類学のレンズで見たときの景色を体感して」もらった。比較的時間の余裕があったこともあり、十分に議論ができたように思える。また二人の人類学者からのコメントはそれぞれにユニークであり、参加者の視野を広げてくれたのではないかと推察する。臨床と絡めた形の教育の有効性については、参加者からも大いに同意していただいた。二日目は文化人類学会側の動向を紹介し、自施設で文化／医療人類学を教える・評価するにはどのようにすればよいのかについて、小グループ討議を行った。卒前教育・卒後教育・医学部以外の医療系学部のそれぞれの文脈でどのように教える・評価するかについて、時間の許す限り教育設計を行った。ややプリミティブではあるものの、建設的な議論が進められた。また企画者のメッセージである"コラボレーションの重要性"を参加者と共有することができたことが最も大きな成果であった。

ワークショップ 7
第 13 回 医学教育研究技法ワークショップ
「医療者教育の研究を立案してみよう」

WS-7
第13回 医学教育研究技法ワークショップ
「医療者教育の研究を立案してみよう」

日時： 2017年7月22日（土）13:00～17:00 ・ 23日（日）9:00～12:00

企画： 日本医学教育学会教育研究・利益相反委員会
　　　　＜第13回 医学教育研究技法ワークショップ＞
　　　　　大滝　純司　　（北海道大学）
　　　　　宮田　靖志　　（愛知医科大学）
　　　　　石川ひろの　　（東京大学）
　　　　　伊藤　俊之　　（滋賀医科大学）
　　　　　尾原　晴雄　　（沖縄県立中部病院）
　　　　　孫　　大輔　　（東京大学）
　　　　　武田　裕子　　（順天堂大学）
　　　　　向原　　圭　　（久留米大学）

対象： 医療者教育研究を計画している方、関心のある方

概要： 　質の高い研究を行うためには、研究を始める前に、目的を明確にし、十分に準備し、適切な方法を選択することが不可欠です。本ワークショップでは、医学・医療者教育分野の研究を始めようとしている方を対象として、参加者の皆さんが抱えている・関心を持っている研究テーマについて研究計画をそれぞれ報告していただきます。その上で、目的の明確化、先行研究に基づくリサーチクエスチョンや仮説の設定、適切な研究方法の選択、倫理的配慮などに向けて、タスク・参加者と共に議論し、個々のニーズに合わせて研究計画をブラッシュアップすることを目標とします。

事前課題：

1. 医学教育 45巻第5号（平成26年10月）特集「医学教育はじめの1歩：論文執筆に向けた 12 Tips」（323-347ページ）をご持参ください。
　　※　下記の URL からダウンロードできます。
　　https://www.jstage.jst.go.jp/browse/mededjapan/45/5/_contents/-char/ja/

2. 下記の内容を可能な範囲で準備して下さい。（パワポ5枚程度）
　　・リサーチクエスチョン（研究目的）
　　・研究の学術的背景（先行研究）
　　・研究計画・方法（倫理的配慮）

スケジュール：

	7月22日（土）
13:00-	開会、オリエンテーション、自己紹介　（司会：大滝）
13:20-	ミニレクチャー：「編集委員会からのアドバイス」　（武田）
13:50-	休憩・グループに移動
14:00-	参加者発表　（途中、適宜休憩）　（司会：向原、石川） ・リサーチクエスチョン（研究目的） ・研究の学術的背景（先行研究） 20分×7名＝140分（発表5分、質疑15分）
グループ発表 終了後-17:00	個別作業：ブラッシュアップ タスク個別助言
	7月23日（日）
9:00-	2日目のオリエンテーション、グループに移動
9:10-	参加者発表　（途中、適宜休憩） ・昨日のブラッシュアップ結果 ・研究計画・方法（倫理的配慮） 第1会場（タスク：宮田、石川、尾原、孫）　／　第2会場（タスク：大滝、伊藤、向原） 30分×4名＝120分　／　40分×3名＝120分 （発表7分、質疑20分）　／　（発表7分、質疑30分）
11:10-	全体討論：各グループの議論の共有 　　　　　タスクからのコメント「私の研究活動の苦労話」
11:40-	メンタリングプログラムの紹介（尾原）、まとめ

参加者（敬称略）：

氏　名	所　属
竹　明美	大阪医科大学
酒寄　孝治	東京歯科大学
久保　卓也	岡山大学
佐藤　麻紀	愛知医科大学
井上　薫	首都大学東京
石黒　一美	日本歯科大学生命歯学部
黒田　達実	公立八鹿病院

報告概略：

　WS 冒頭の講義では、医学教育学会学会誌編集委員会委員長から、『編集委員会からのアドバイス』ということで、『医学教育』誌について、扱われている研究の領域、投稿区分、各投稿区分において求められる内容などの説明があった（資料1）。また、研究の質を向上させる上での概念的枠組みの重要性についても議論された。

　続いて、各参加者から、事前課題とされていた各自の研究について、一人20分程度で発表およびディスカッションを行った。参加者およびタスクフォースからの質問やコメントを通して、主に研究目的、リサーチクエスチョンの明確化を試みた。発表された研究テーマは、医学部学生の学習や生活習慣、留学生の経験する困難、教員業績評価、医療面接教育、多職種連携など多岐に渡ったが、参加者相互でも活発な質疑が行われた。これに基づいて、翌日までに研究方法を含めて計画をブラッシュアップしてくることを課題として一日目を終了した。

　翌日は、研究テーマによって2グループに分け、ブラッシュアップした発表とディスカッションを行った。一人30-40分程度で、前日の発表からさらに具体的に研究方法や実施可能性などに踏み込んだ議論が行われた。グループ内で共通して見られた議論として、研究倫理の問題があげられた。特にIRとの違いや、個人情報保護、同意取得の方法に関して注意すべきことについて、タスクからのコメントがあった。また、医学教育研究における利益相反の問題も今後留意していくべきであることも指摘された。さらに、コミュニケーション技能、多職種連携、教員業績など、漠然とした概念をどのような枠組みでとらえ、定義し、測定していくかについても共通する問題として挙げられた。

　ワークショップを通じて、それぞれが関心をもっている研究テーマやリサーチクエスチョンを共有することで、さまざまな医療者教育の研究について知るともに、互いの研究についての議論を通じて、リサーチクエスチョンの生成や概念の測定、研究デザインなどにおいて注意すべきことについて共有することができた。また、最終的には委員会で継続的に取り組んでいるメンタリングプログラムへのつながりも紹介した。

　今回、複数の参加者から、最近、医学教育の分野に移って新しく研究を始めなければならない状況であったり、身近で研究に関するアドバイスを得ることが困難であったりする現状が聞かれた。その意味でも、医療者教育に関する研究に関心をもつ参加者が集まり、教育研究に携わってきた経験をもつタスクフォースとともに、それぞれの研究についてある程度時間をかけて議論を行うことで、各自の研究計画を具体化、改善することはもちろん、研究を行う上での普遍的な注意点や困難などについて共有できたことの意義は大きいと考えられる。今後も、教育研究を推進するワークショップを、研究手法や結果の分析、論文執筆といった異なる研究段階の学習にも応用し開催していく意向である。

　熱意を持って参加してくださった7名の参加者に、心より感謝の意を表します。

ワークショップ 8
看護における模擬患者参加型教育をデザインする
：SP を活用したシナリオ作成からリフレクションの方法まで

WS-8
看護における模擬患者参加型教育をデザインする
：SPを活用したシナリオ作成からリフレクションの方法まで

日時： 2017年7月22日（土）13:00～17:00 ・ 23日（日）9:00～12:00

企画： 阿部　恵子　　（名古屋大学医学部附属病院）
　　　　麦島　健一　　（名古屋大学医学部附属病院）
　　　　米谷　祐美　　（名古屋大学医学部附属病院）
　　　　本田　育美　　（名古屋大学）
　　　　渕田英津子　　（名古屋大学）

対象： 看護領域のコミュニケーション教育に興味のある教員、看護師、SP養成者、SP

概要： 　新人看護師の看護実践力の低下が指摘されています。OSCE導入から10年以上経ち、模擬患者（SP）との医療面接やシミュレーション教育が拡充し、その効果が報告されています。人的資源不足や経済的事情により、看護の卒前教育では、学生同士のロールプレイによる演習が多くを占め、SP参加型演習は限定的実施に留まっているのが現状です。本ワークショップでは、SPの意見を反映させたシナリオの作成とリフレクションの方法を学び、模擬演習を経験します。SPの生活者としてのフィードバックを資源として、教員や看護師が学生から気づきを引き出すリフレクションこそが重要で、学習効果を高めます。初心者から上級者まで積極的に参加でき、参加者が現場に持ち帰ってリフレクション方法を実践できることを目標として、体験型研修を行います。

スケジュール：

	7月22日（土）
13:00-	オリエンテーション スタッフ紹介（グループ内で自己紹介）
13:20-	教育理論 インストラクショナルデザイン
13:50-	デザインステップ1：ニーズ分析
14:20-	各グループ発表
14:35-	休憩
14:45-	看護のアウトカムとシュミレーション教育
15:15-	SP用シナリオの作り方

15:30-	デザインステップ2、3：設計・開発
16:40-	各グループ発表
7月23日（日）	
9:00-	オリエンテーション
9:05-	シナリオブラッシュアップ
9:35-	リフレクションの仕方
10:10-	リフレクション例
10:20-	休憩
10:30-	リフレクションを体験してみよう！ 15分（2分説明、5分面接、4分振り返り、4分タスクのコメント）×4回 看護学生役、SP役、ファシリテーター役、観察者役
11:30-	感想アンケート各自記入後、グループで共有

参加者（敬称略）：

グループ1	
水谷　貴佐	関西総合リハビリテーション専門学校
小賀坂好子	帝京平成大学健康医療スポーツ学部看護学科
中井　智子	滋賀医科大学医学部附属病院看護師特定行為研修センター
江藤　佳代	名古屋大学医学部附属病院
岩倉加代子	名古屋SP研究会
グループ2	
河路なおみ	名鉄病院
石田るり子	帝京平成大学健康医療スポーツ学部看護学科
伊東　春菜	名古屋大学医学部附属病院
井上　都之	岩手県立大学看護学部
栗林　好子	東京医療保健大学
中島　琴美	名古屋SP研究会
グループ3	
杉若　良江	協和会協立病院
齋藤みどり	帝京平成大学健康医療スポーツ学部看護学科
小野寺沙織	名古屋大学医学部附属病院
鈴木美代子	岩手県立大学看護学部
井上みち子	東京薬科大学薬学部薬学実務実習教育センター
堺　　由子	名古屋SP研究会

グループ4	
野口 郁恵	長崎大学大学院医歯薬学総合研究科
今井 祐子	国際医療福祉大学小田原保健医療学部
磯村 義人	名古屋大学医学部附属病院
手島 裕子	帝京平成大学
高野 雅美	名古屋大学総合医学教育センター
奥村 純子	岐阜大学模擬患者

報告概略：

　WS の初日、Kolb の経験学習モデルなどの教育理論とインストラクショナルデザインに基づいた教育プログラム設計の一連の流れを紹介した。その後、ニーズ分析として、学習者・教員・看護師・SP の各視点から「初めて患者を受け持つ病院実習に行く看護学生のための事前演習」を想定して、学習目標を話し合った。午後からは看護教育のアウトカムとシミュレーション教育について情報提供した後、グループに分かれ、先の設定で、学習目標、課題、場面設定、患者情報等を盛り込んだシナリオを作成した。各グループの教員、臨床実践家、SP から、より実際の臨床場面に近い内容で学生の気づきが引き出され、学習効果が高まるようなシナリオを検討した。特に SP の視点を重視し、生活者としての思いを盛り込んだ。

　2 日目は、シナリオを元に患者の趣味の写真を作り学生の観察力を高めるため等の仕掛けを準備し、学習目標が達成できる設計になるよう工夫した。後半、ショーンの省察を元にリフレクション方法と「観察と結果の区別」の仕方を学び、教育者としてのスキルを講義した。作成したシナリオを SP が演じ、参加者が学生役、ファシリテータ役、観察者役となり、看護演習を実践した。タスクが各グループに加わりコメントをした。学習目標を意識したリフレクションではファシリテータから結果を伝える傾向があり、学習者から考えを引き出し、概念化することの難しさを感じつつも、その意義に気づく体験となった。積極的に参加して、企画側にも多くの気づきを与えてくれた 23 名の参加者に感謝し、今後の継続につなげていきたいと考える。

ワークショップ9

専門医の質ってどう測るの？
：医療現場での評価

WS-9
専門医の質ってどう測るの？　：医療現場での評価

日時： 2017年7月22日（土）13:00～17:00

企画： 日本医学教育学会　卒後・専門教育委員会
（小西靖彦、青松棟吉、石原　慎、清水貴子、中川　晋、望月　篤、高村昭輝）

対象： 専門研修の制度構築・専攻医指導に関わる方、専攻医、初期研修医、医学生

概要： 　日本の高い医療の質は、内科や外科などの基本領域とサブスペシャルティ領域の専門医が支えています。その医療の質には、Structureの質・Processの質・Outcomeの質があると云われています。これまでの専門医はProcessを重視してきましたが、Outcomeの質（専門医が実際に質の高い医療を行っているか）を示すことは不得意だったかもしれません。専門医制度の行方は不透明ですが、そんな今だからこそ、医療の質を保証するひとつの方法として、医療現場での専門医（専攻医）のパフォーマンス評価について考えてみることは重要です。このワークショップでは、誰もがあまり体験していない医療現場での評価について知り、学会での現状の評価法を振り返り、実際にそれぞれの診療科で自身が導入する過程を体験してみることで、パフォーマンス評価の重要性と課題について学びます。

スケジュール：

		7月22日（土）
13:00-	自己紹介 ウォームアップ	会の目的：「専門医」の文脈での評価って？ ・自己紹介（バックグラウンドの専門医、なければ専門領域） ・自分の「専門領域」ではどんな評価をしていますか？ ・簡単な共有（人数により） ・本日のWSでの安全な環境の確保　「評価の初心者からはじめよう」
13:20-	専門研修に求められるもの（説明）	・まず一般論　（専門医とは？　社会は専門医に何を求めているか？） ・専門医制度整備指針に載っているWBA・・・
13:35-	【ワーク1】	アウトカムの確認 ・参加者それぞれの「専門領域」において・・・ ・どんな専門医を育てようとしているのか？（大きなくくりでの「アウトカ

時間	項目	内容
		ム」) ・各国の例(ACGME, CanMED, 臨床研修到達目標案)を参考に ・「専門医」を意識して、具体的なコンピテンシー（サブアウトカム）まで視野に入れて ・評価すべき項目とは何？ ・それって、どう学習し、どう評価されてましたか？
14:05-	WBA の例示（説明）	・専門医育成での「教育法」と「評価法」 ・Miller のピラミッド、簡単な WBA 例示
14:20-	【ワーク２】	専門医育成の状況で、評価表を作ってみよう ・今回は、Mini-CEX と DOPS の見本を参考にして、その形式で ・自科でのいろいろな場面を想定（手術? 病棟? 外来? …） ・各領域で評価したい項目（ワーク１を参考に）をあげて、評価表を作ってみよう ・穴埋め式に「評価表作り」の経験
15:00-	グループ討議	グループ内での共有　　　　　　　（人数によってグループ数を決定） ・よいと思われるところ ・よくないと思われるところ ・現実運用での課題 ・疑問に思う点
15:25-	グループ間共有	3 グループの代表者が、5 分で説明・共有 ・どんなところが似ている？　どこが違う？ ・何故なのか、どうするといいか…
15:40-	【Lecture】	小児科領域での「現場での評価」 ・学会としての取り組み ・アウトカム→サブアウトカム→WPBA ・評価にいたる学会としての道筋 ・EPA も触れ、関係性も
16:20-	振り返り	振り返りシート記入 ・「自身の領域の今後の取り組みについて」 ・現場での評価は可能か？障碍は？ ・本日の WS フィードバックと、WBA への振り返りの両方を兼ねたシート
16:40-	Wrap-up	・参加者の感想 ・次回への展望

参加者（敬称略）：

氏　　　名	勤　務　先	所　　属
杉浦　宏紀	名鉄看護専門学校＋名鉄病院	学校長兼循環器内科部長
森本　勝彦	奈良県総合医療センター	循環器・腎臓内科
岩隈　美穂	京都大学	医学コミュニケーション分野
白木　育美	岐阜大学	地域医療医学センター
岡　広子	広島大学大学院	医歯薬保健学研究科
松崎　淳人	東邦大学医学部	教学IRセンター
青野　真弓	聖路加国際大学	教育センター
並木　温	東邦大学医学部	卒後臨床研修/生涯教育センター
後藤　道子	三重大学	大学院医学系研究科地域医療学講座
万代　康弘	岡山大学	医療教育統合開発センター
内藤　喜樹	鹿児島市立病院	産婦人科/新生児
曽我　圭司	津山ファミリークリニック	内科

報告概略：

　MEDCの参加者は医学教育に理解があり、mini-CEXやDOPS等を概ね知っているが、実際に病院で利用していることは少ない。理由には、ツールがまだ総論的で自科での使用に最適化されていないことがある。

　まず、自科でのアウトカムとサブアウトカムを設定し、現場に合った評価票を「作る」ことを体験した。その後、基本領域で先端を走る小児科領域について講演と質疑をもった。小児科は5つのアウトカムと16のサブアウトカムを決め、診療科での到達レベル（マイルストーン）を学生実習レベルから専門研修更新レベルまで定めている。やや抽象的なアウトカムのレベルに到達しているか「具体的に」知るために、具体的行動を規定しその行動を任せられるか EPA（Entrustable Professional Activity）として判断している。WPBAはこの構造の中で重要な判断ツールとなる。

　最後に、WPBA導入のためのキーとして重要なことが、学会への働きかけと領域ごとのリーダーシップということを参加者で確認した。

セミナー
「Community-based Medical Education
: Longitudinal Integrated Clerkships」
教育資源としての地域

セミナー
「Community-based Medical Education : Longitudinal Integrated Clerkships」 教育資源としての地域

日時： 7月22日（土）17:15～18:30

講師： 高村　昭輝　　（金沢医科大学）

報告概略：

　今、日本においては超高齢社会を迎えて、多数の健康問題を臓器横断的に総合的に診る医療者の必要性が医療の内容的にも経済的にも高まっている。しかし、基本的な臨床能力を身につけるべき今の卒前教育、卒後の初期臨床研修で患者さんの日常ケアという視点の教育が十分に行われているであろうか？というと、まだまだ不十分な状況である。

　世界的にも医学、医療の高度化に伴い、患者ケアの主たる場所が病院から地域の診療所、中小病院にシフトしてきている。その一つの解決策が地域基盤型医学教育 – Community-based Medical Education（CBME）である。この地域基盤型医学教育（CBME）という考え方は、従来言われていた Community -orientated Medical Education をさらに進めた考え方で、臨床的診断決定がされる前から患者を診察し、臨床的診断決定がされた後も患者を診つづけるということを重視して、包括的に医療、福祉、保健分野を実体験しながら学ぶという新しい地域を基盤とした医学教育のスタイルである。

　そのような世界で行われている地域基盤型医学教育を研究データも踏まえたエビデンスから紹介し、特に LIC（Longitudinal Integrated Clerkships）の日本に導入されるための弊害、問題点等も合わせて議論した。

　報告者である高村先生は、このテーマでの英語論文が editorial でも高評価を得て最近、掲載されており、そのフレッシュな熱い想いが参加者にもダイレクトに伝わってくるような熱気のあるセミナーであった。

|寄 稿|

第65回医学教育セミナーとワークショップに参加して
Participating in the 65th medical education seminar and workshop

今井　祐子
Yuko IMAI

国際医療福祉大学　小田原保健医療学部　理学療法学科
Department of Physical Therapy, School of nursing and rehabilitation science at Odawara,
International University of Health and Welfare

＜概要＞　平成29年7月21日から23日まで岐阜大学医学部で開催されました第65回医学教育セミナーとワークショップに参加させていただきました。今回開催された内容のうち、「臨床の場ですぐに活かせるフィードバック・スキル」、「看護における模擬患者参加型教育をデザインする」に参加いたしました。各講師の先生方やグループワークを通じて、多くのことを学ぶことができました。

＜キーワード＞　ワークショップ、フィードバック・スキル、SP参加型演習

1．はじめに

今回、岐阜大学医学部で開催されました第65回医学教育セミナーとワークショップに参加しました。数ある内容のうち、「臨床の場ですぐに活かせるフィードバック・スキル」、「看護における模擬患者参加型教育をデザインする」というワークショップに参加しました。それぞれ充実した内容で、多くを学ぶことができました。以下に、ワークショップの内容と感想を述べます。

2．臨床の場ですぐに活かせるフィードバック・スキルに参加して

7月22日に、筑波大学前野哲博先生による講義とグループワークが行われました。

講義を始めるにあたり、前野先生から「研修医や指導医向けに作成した資料ですが、関連する医療職に置き換えて考えて下さい。」との助言があり、使用した資料を自身の職種に置き換えることで、遭遇しやすい内容として考えることができました。また、現場でよく目にするような状況を忠実に再現していたこと、リアリティーを追及していた場面設定についても、共感をしやすい内容となっていました。先生ご自身の経験を踏まえ話していただいたことにより、より現実的な内容で分かりやすく学ぶことができました。

講義では、まず従来フィードバック・スキルとしてよく用いられるフィードバックサンドイッチについて講義していただきました。しかし、このような方法を多用することによって、順応が生じる可能性があり、それを踏まえた上で、よりよいフィードバックの教示方法へ結びつけて考えることができました。そして、従来のフィードバック・スキルから、さらに発展させた考え方へ思考を転換させることもできました。

また、指導医など指導する側の役割として、患者の診断・治療だけでなく、研修医など指導される側へ教育的な診断・治療という視点も必要であるということを述べていました。これには、教育的側面が大切であり、そのための具体的な手法について説明されました。

具体的な手法において、特に強調されていたことは、指導される側の話を最後まで聴く、指導される側が正しくできたことを認める、指導される側に必要な改善点を今後に活かせる形で指導することが大切であると説明されました。

講義後は、少人数のグループに分かれ、学んだ内容をロールプレイ形式で実践しました。指導医役や研修医役で演じてみると、限られた時間の中で必要な内容を含んだフィードバックをすることの難しさを改めて感じました。難しいと感じる

ことは、グループの人たちも同じことを感じていた様子だったので、その思いを共有しながら確認し合い、知識を深めることができました。ロールプレイの内容も、それぞれの役に緻密な事前情報と演技指導があり、場面設定に臨場感を持ちながら臨むことができました。

ワークショップを通して、今まで自身が行ってきたフィードバックの内容を振り返るいい機会になりました。また、マニュアルに沿ったフィードバックではなく、相手を観察し相手のことを考えたフィードバックの手法を学ぶことができました。

3．看護における模擬患者参加型教育をデザインする：SPを活用したシナリオ作成からリフレクションの方法までに参加して

7月22日23日に、名古屋大学医学部附属病院キャリア支援室阿部恵子先生、名古屋大学医学部附属病院麦島健一先生、米谷祐美先生、名古屋大学保健医療学科看護学専攻本田育美先生、渕田英津子先生による講義とグループワークが行われました。

1日目は、阿部先生による実例を示しながら経験学習モデルの提示、インストラクションデザインの説明があり、2日間のワークショップ全体の進める上で根幹となる理論の説明がありました。その後、ニーズ分析として看護学生の実習を想定したグループワークを行いました。看護学生や看護教員からのニーズだけでなく、患者・家族、臨床看護師からのニーズも考えることにより多角的な視点から深めることができました。また、理想と現実のギャップとして、実習目的である理想と、看護学生のニーズを照らし合わせて考えることからも、異なる角度からニーズ分析を行うことができました。

つぎに、本田先生による看護アウトカムとシミュレーション教育についての講義が行われ、シミュレーション教育における模擬体験や振り返りの重要性について講義がありました。ワークショップの副題にもある、SP（模擬患者）活用の意義や必要性を学ぶことができました。

そして、SPを活かしたシナリオ作成として、渕田先生よりSPシナリオ作成の流れについて説明後、グループワークにて実際のシナリオ作成を行いました。グループワークでは、看護教員だけでなく実際にSPを行っている方も参加しており、SP側の意見を聞くことによりシナリオの内容をブラッシュアップすることができました。

2日目は、昨日作成したSPシナリオを実演する前に、阿部先生よりリフレクションの方法について講義していただきました。1日目に学んだ経験学習モデルのリフレクションへ活かし方、リフレクションにおける観察と結論の違いについて、実例を用いて講義していただきました。観察と結論の実例を挙げていただくことで、両者の違いを分かったつもりになっていたということを改めて感じることができました。また、観察と結論を区別して考えることの重要性を学ぶこともできました。

最後に、これまで学んだSPシナリオやリフレクションの方法を用いて、看護学生役、SP役、ファシリテーター役、観察役をそれぞれ演じて、リフレクションを体験しました。短時間で看護学生に必要となるSPシナリオを作成することが難しいと感じました。しかし、グループ内の方々やサポートで入っていただいた講師の先生方の助言もあり、SPシナリオを作成する上での緻密な計画性やリフレクション内容を熟考することの必要性を再確認する有意義な時間を過ごすことができました。

4．最後に

短い期間ではありましたが、それぞれの講義において密度の濃い内容に参加することができました。講義を一方的に聴講するだけでなく、実際にグループワークを行ってみることで、行動の難しさを改めて感じるとともに、指導される側の立場も改めて知ることができました。今回学んだ内容は、今後の学生教育において活かしていけるよう励みたいと改めて感じました。

最後に、今回のセミナーおよびワークショップ開催にあたり、公演いただきました各先生方、ならびに企画運営に携わりました全ての先生方に深く御礼申し上げます。

[寄稿]

医学教育セミナーとワークショップへの初参加
The first participation in medical education seminar and workshop

石黒　一美
Hitomi ISHIGURO

日本歯科大学生命歯学部歯学教育支援センター，歯周病学講座
Dental Education Support Center & Department of Periodontology,
The Nippon Dental University School of Life Dentistry at Tokyo

<概要>　このたび、医学教育セミナーとワークショップに初めて参加しました。ワークショップ3「臨床の場ですぐに活かせるフィードバック・スキル」とワークショップ7　第13回医学教育研究技法ワークショップ「医療者教育の研究を立案してみよう」で行った内容と自身の学んだこと、また、セミナー「Community-based Medical Education：Longitudinal Integrated Clerkships」の感想をご報告させていただきます。

<キーワード>　フィードバック技法、医学教育研究、研究計画の立案、ワークショップ

1．はじめに

日本歯科大学生命歯学部に本年度から歯学教育支援センターが新設されました。私はこれまで、歯周病学講座の教員として学生の講義、実習、臨床に携わってきましたが、4月より主たる所属が歯学教育支援センターとなり、学生教育の改善にあたり教員に対する支援も行うこととなりました。今までは学内のワークショップに参加して自身のスキルアップを心がけていましたが、学外の医学教育学のプロフェッショナルの先生方からご指導いただき、大学全体の新たな教育改善に取り組みたいと考え、第65回医学教育セミナーとワークショップに参加させていただきました。

2．ワークショップ3：臨床の場ですぐに活かせるフィードバック・スキル

日本歯科大学附属病院では臨床研修医、第5学年の生命歯学部学生だけでなく、本学短期大学や複数の専門学校の歯科衛生士学生も臨床実習を行っています。大学病院は診療を行う臨床の場であると同時に、教育の場であるということは理解してはいるものの、診療に追われていると患者中心となってしまう現状があります。とは言うものの、自分自身も学習する立場であった時には、初めてのことでどのような対応をして良いかわからず、指導医に質問すべきか悩み、不安を抱えていたのは事実です。フィードバックは学習者の臨床的能力を高めるために必要な能力を共有し、次に同じ場面に遭遇した時より良い対応ができるように導くためのもので、次に繋がるようにすべきだと説明がありました。つまり、学習者が不安を抱えたままだということは、適切なフィードバックがなされてていなかったということになります。診療が終わった後、学生や研修医に診療で行ったことを再度説明し、またそれに関して質問はないかを必ず確認するように心掛けていましたが、それだけでは不十分であったと反省しました。

フィードバックの原則、「聴く→認める→次に生かす」は当然のことのようで非常に難しいことであると再確認させられました。まず、「聴く」ということですが、学習者自身の考え、意見を聴くということは、今までも実践してきました。しかしながら、相手が話し終わるまで、さえぎらない、質問しない、評価しないというのは、私が非常に不得手とするところです。間違ったこと、自分の考えと違うことに対し、すぐに注意を与えた

くなるのを堪えるというのは意識して行う必要があります。と同時に次の「認める」べき点を考えながら聴く必要があります。良かったところを褒めてから、悪いところを指摘するようにと、以前聴いたことがありましたが、指導医にとって当たり前のことであっても正しいことができていたら認めることで、悪い部分を改めるだけでなく、良い部分は次も同じように行おうと努力するのではないかとロールプレイを通して実感しました。最後に「次に生かす」ために改善すべき点を学習者が自ら気付くように促す指摘方法についても、指導者が一呼吸おいて頭で考えてから言葉を発する必要性があります。よく言ってしまいがちな「前に教えたよね」という言葉は、学習者が今後質問をしにくい環境を作り出してしまうので、今後はもっと具体的に知識を確認し、積極的に学ぶ姿勢を持たせることができるよう心がけたいと思いました。また、色々と指摘したくなることが多くある中で、できれば1つ多くても3つに内容を絞るためには、最初に戻っていかに注意深く「聴く」のかが重要なのだと感じました。

ワークショップでは指導医、研修医、観察者となりロールプレイも行いましたが、研修医として報告するよりも、指導医としてどのようなフィードバックが適切だろうかと考えながら話を聴き、スムーズに言葉を発することの難しさを体験したことで、日常の私自身の至らない点を痛感しました。研修医役の参加者は的の得た報告を最初からしてくださいましたが、実際には患者の情報や指導医の聴きたい内容を的確に捉えていない報告をされる場面も多いです。ポイントを絞り、かつ自分の考えを含めた報告をしてもらうことが忙しい臨床現場でのフィードバック時間の短縮に繋がります。「最初時間はかかるが、将来的には有効な時間の短縮となる」ということを肝に銘じ、患者だけでなく学習者をよく観察し、将来活かせるフィードバックを日々の臨床で行う努力を始めました。他の教員にも学んだことを浸透していきたいと思います。

3．ワークショップ7：第13回医学教育研究技法ワークショップ「医療者教育の研究を立案してみよう」

本年度より歯学歯学教育支援センターに配属となり、日本医学教育学会と日本歯科医学教育学会に入会しました。自身も学生講義を受け持っているため、教育効果が上がるように毎年講義を工夫したり、試験結果の解析を行ったりしてきましたが、先行研究等に基づいて行ったというわけではなく、自身の経験や学生の反応に基づいて行っているだけでした。教育的な学会発表もいくつか行ったことがありますが、卒後研修でのアンケート結果や学生実習で行ったことを報告するのみで、研究計画を立案して実施した教育研究とは言えないものばかりでした。学会発表だけでなく、最終的には論文として成果を発表できるような研究計画を立案・実施し、その結果に基づいた教育の実践・改善を行うことが今後の課題です。教育研究を行ったことのない私にとって、医学教育研究を立案するという試みのワークショップが開催されることは非常に嬉しい反面、不安なことも多々ありましたが、これを期に基本的なこと学んでみようと参加させていただきました。

事前課題は、医学教育45巻第5号の特集「医学教育はじめの1歩：論文執筆に向けた12 Tips」[1)-4)]を読み、リサーチクエスチョン（研究目的）、研究の学術的背景（先行研究）、研究計画・方法（倫理的配慮）について PowerPoint にてプレゼンをまとめるというものでした。教育研究を行いたいと思っていても目の前に山ほどの課題があり、どこからどのように手を付けたら良いか整理がついていなかったため、まずは自身が今課題として考えているキーワードを検索し、先行論文を読むことから始めてみました。

歯科医師国家試験の合格率が低迷するなかで、いかに効果的な教育を行うかを考えた時、学生に対する教育方法を改善することだけでなく、教員側のモチベーションを向上・維持し、質の良い教育を行う必要性があります。しかし、残念なことではありますが、教育に非常に熱心な教員とそうではない教員がいるというのが現状です。その要因のひとつとして、本学では教員業績評価を年度末に行っていますが、教育に関連する業務量や時間が年々多くなっているにも関わらず、教育業績

の評価基準はまったく変わっていないことが考えられます。そこで、教員の教育業績評価を見直し、新しい評価シートを作成することを目的とした研究計画を立てることにしました。

ワークショップは7月22日午後、自己紹介から始まり、続いて医学教育編集委員会委員長の武田裕子先生からミニレクチャーを受けました。今まで、アンケート結果を公表することは、科学的な研究結果を発表するよりも結果がまとまりにくく、考察がしにくいと考えていました。それは、アンケート用紙を作成する際、過去の似たようなものを改変して使用し、取り急ぎ得られた回答からわかることを考察していたのみだけだったからだということが認識できました。リサーチクエスチョンを明確にし、先行研究に基づく概念的枠組みの重要性を念頭にアンケート用紙を作成すれば、質問項目や回答方法もより適切な内容となり、本当に必要な情報がアンケートから得られたのだと思います。

引き続き、ワークショップ参加者の事前課題の発表が行われました。8名という少人数でしたが、医師、歯科医師、看護師、作業療法士といった多職種で、大学だけでなく総合病院に勤務されている先生、医学部学生と色々な視点での研究テーマがあり、また、タクスフォースの先生方からも非常に丁寧でわかりやすいアドバイスをいただくことができました。中でも、最終的な教育効果の基準をどこに設定するか考えるのは非常に難しいと再確認させられました。また、教員のモチベーションを向上させる要因となるものも明らかにすべきだという視点はご指摘いただかなければ気付かないことでした。

2日目は個人でブラッシュアップした内容をより少人数グループで発表し、質疑応答をしていただきました。研究目的を非常に大きく設定してしまったため、自身でブラッシュアップしてみても段階を踏んで、いくつかの研究論文として発表すべき内容であることに気付きました。最後に全体討論として、タスクフォースの先生方の教育研究に携わるきっかけや苦労話を聞かせていただいたのは、医学教育研究初心者の私にとっての励みになりました。

ワークショップ内で発表した教育業績評価に関する研究テーマは、本学のみで通用するものであり、広く医学・歯学教育に応用できないのではないか、という懸念を私は持っていました。しかし、他大学でも教員の業績評価や教育業績評価は行われており、その評価基準に疑問を抱いている教員も多いことが分かりました。本学で行った過程を発表し、成果が得られることが明らかとなれば、各大学に合わせた教育業績評価を行うための段階的なプランを作成する基盤となり得ると考えられます。個人としてではなく、組織として行うべき研究目的となり、非常にハードルは高いですが、一歩ずつ精進していきたいと思います。

学部学生、大学院生、臨床研修医など学習者を対象とする教育研究計画を他の参加者が発表する中、教員を対象とした研究であったため異質な内容ではありましたが、非常に熱心にご指導いただいたことに感謝しています。また、医学教育研究技法ワークショップに参加したいです。

4．セミナー「Community-based Medical Education : Longitudinal Integrated Clerkships」

日本歯科大学附属病院は東京都代田区にあり、歯学部学生が卒前に地域医療に接する機会は非常に限られています。唯一、口腔リハビリテーション多摩クリニックが5年前に開院したことにより、地域医療の現場や多職種連携の重要性を知る機会が設けられるようになりました。附属病院臨床研修医はプログラムに応じて、4か月あるいは8か月間は全国各地にある協力型臨床研修施設で研修することができます。セミナーの中で短期間のローテーションは利点がなく、3～5か月以上であれば受け入れる指導医や医療機関にとってもストレスが少ないとうかがい、1年という歯科医師臨床研修期間の中で、大学附属病院以外で4か月の研修を行うのは妥当性があるのだと認識できました。しかし、大学病院内での専門科の研修は非常に短く、見学や体験程度で終了してしまうことは見直す必要があると感じました。

高村先生は日本の地域医療を考える上で、オーストラリアでの継続的多診療科統合型臨床実習を学ばれ、研究して論文にされたとのことでした。

医学教育、医療体制の異なる海外での研究をどのように日本の医療現場に関連付けるのか理解することは非常に困難であると考えていましたが、今後は海外の先行研究にも目を向けていこうという良いきっかけとなりました。

5．おわりに

　歯学教育研究を行うにあたり、何から始めて良いかもわからず、MEDC ホームページを拝見してからも医師ではないため少々躊躇していた私ですが、様々な職種の先生方が参加されており、それを踏まえたセミナーとワークショップを行ってくださったことに感銘を受けました。

　翌週には第 36 回歯科医学教育学会学術大会に参加し、「医学・歯学教育に関する研究をデザインする」という教育講演を聴く機会がありました。歯科医学教育学会でも医学教育研究に目を向けた講演は過去にもあまりなかったようなので、医学教育研究技法ワークショップで研究計画を立案し、個別にご意見やご指導をいただけたことは、本当に貴重な場であったんだなと改めて参加して良かったと実感しました。

　今後はアソシエイトを目指して、セミナーとワークショップへ継続的に参加していきたいと思います。

参考文献

1) 菊川　誠．医学教育研究論文の執筆体験．医学教育 2014;45(5):326-330.
2) 西城卓也．教育実践への情熱を基にした，冷静なリサーチクエスチョンの生成．医学教育 2014;45(5):331-337.
3) 石川ひろの．先行研究に学び，活用する．医学教育 2014;45(5):338-342.
4) 錦織　宏．対話による言語化．医学教育 2014;45(5):343-347.

ふりかえり

第65回医学教育セミナーとワークショップ　　（回答112名）

I．各セッションについてお尋ねします

1．総じて，満足いただけましたか

WS-1　魅力的なIPEを作ろう：IPEを学ぶオンラインコース＋ワークショップ

（参加者 23名　回答者 19名）

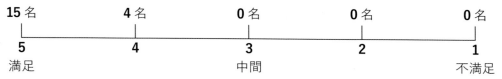

WS-2　卒後臨床研修事務職員の役割：ペーパーワークを越えて　　（参加者 14名　回答者 13名）

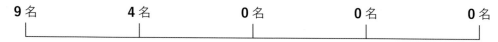

WS-3　臨床の場ですぐに活かせるフィードバック・スキル　　（参加者 33名　回答者 26名）

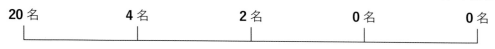

WS-4　医療現場での電話相談・報告：スタッフの「苦手意識」を克服しよう

（参加者 6名　回答者 6名）

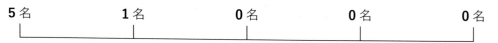

WS-5　"アクティブ・ティーチング"で学習者を惹きつけろ！　　（参加者 29名　回答者 28名）

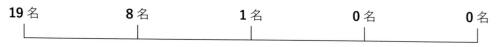

WS-6　症例検討会による行動科学・社会科学の教育：医療人類学の場合

（参加者 17名　回答者 11名）

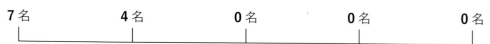

WS-7　第13回 医学教育研究技法ワークショップ「医療者教育の研究を立案してみよう」

（参加者 8名　回答者 6名）

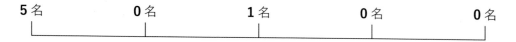

WS-8　看護における模擬患者参加型教育をデザインする
　　　：SPを活用したシナリオ作成からリフレクションの方法まで　　（参加者 22名　回答者 20名）

| 17名 | 3名 | 0名 | 0名 | 0名 |

WS-9　専門医の質ってどう測るの？：医療現場での評価　　（参加者 12名　回答者 11名）

| 2名 | 7名 | 2名 | 0名 | 0名 |

セミナー　「Community-based Medical Education : Longitudinal Integrated Clerkships」
　　　　　教育資源としての地域　　（参加者 71名　回答者 65名）

| 45名 | 16名 | 2名 | 1名 | 1名 |

2. あなたのニーズにあっていましたか

WS-1　魅力的なIPEを作ろう　：IPEを学ぶオンラインコース＋ワークショップ
　　　　　　　　　　　　　　　　　　　　　　　　　　（参加者 23名　回答者 19名）

15名	4名	0名	0名	0名
5	4	3	2	1
満足		中間		不満足

WS-2　卒後臨床研修事務職員の役割　：ペーパーワークを越えて　　（参加者 14名　回答者 13名）

| 9名 | 2名 | 2名 | 0名 | 0名 |

WS-3　臨床の場ですぐに活かせるフィードバック・スキル　　（参加者 33名　回答者 25名）

| 20名 | 3名 | 2名 | 0名 | 0名 |

WS-4　医療現場での電話相談・報告　：スタッフの「苦手意識」を克服しよう
　　　　　　　　　　　　　　　　　　　　　　　　　　（参加者 6名　回答者 6名）

| 5名 | 0名 | 1名 | 0名 | 0名 |

WS-5　"アクティブ・ティーチング"で学習者を惹きつけろ！　　（参加者 29名　回答者 28名）

| 18名 | 7名 | 3名 | 0名 | 0名 |

WS-6　症例検討会による行動科学・社会科学の教育　：医療人類学の場合
　　　　　　　　　　　　　　　　　　　　　　　　　　　　　　　　（参加者 17名　回答者 11名）

| 6名 | 5名 | 0名 | 0名 | 0名 |

WS-7　第13回 医学教育研究技法ワークショップ　「医療者教育の研究を立案してみよう」
　　　　　　　　　　　　　　　　　　　　　　　　　　　　　　　　（参加者 8名　回答者 6名）

| 5名 | 0名 | 1名 | 0名 | 0名 |

WS-8　看護における模擬患者参加型教育をデザインする
　　　：SPを活用したシナリオ作成からリフレクションの方法まで　（参加者 22名　回答者 20名）

| 15名 | 4名 | 1名 | 0名 | 0名 |

WS-9　専門医の質ってどう測るの？　：医療現場での評価　　　　　（参加者 12名　回答者 11名）

| 4名 | 5名 | 2名 | 0名 | 0名 |

セミナー　「Community-based Medical Education　：Longitudinal Integrated Clerkships」
　　　　　教育資源としての地域　　　　　　　　　　　　　　　　（参加者 71名　回答者 66名）

| 37名 | 20名 | 6名 | 2名 | 1名 |

3. 議論に積極的に関われましたか

WS-1　魅力的なIPEを作ろう　：IPEを学ぶオンラインコース＋ワークショップ
　　　　　　　　　　　　　　　　　　　　　　　　　　　　　　　　（参加者 23名　回答者 19名）

15名	3名	1名	0名	0名
5	4	3	2	1
満足		中間		不満足

WS-2　卒後臨床研修事務職員の役割　：ペーパーワークを越えて　　（参加者 14名　回答者 13名）

| 5名 | 7名 | 1名 | 0名 | 0名 |

WS-3　臨床の場ですぐに活かせるフィードバック・スキル　　　　　（参加者 33名　回答者 25名）

| 15名 | 8名 | 2名 | 0名 | 0名 |

WS-4　医療現場での電話相談・報告　：スタッフの「苦手意識」を克服しよう

（参加者 6名　回答者 6名）

| 1名 | 4名 | 1名 | 0名 | 0名 |

WS-5　"アクティブ・ティーチング"で学習者を惹きつけろ！

（参加者 29名　回答者 28名）

| 13名 | 12名 | 3名 | 0名 | 0名 |

WS-6　症例検討会による行動科学・社会科学の教育　：医療人類学の場合

（参加者 17名　回答者 11名）

| 4名 | 4名 | 3名 | 0名 | 0名 |

WS-7　第13回 医学教育研究技法ワークショップ　「医療者教育の研究を立案してみよう」

（参加者 8名　回答者 6名）

| 4名 | 2名 | 0名 | 0名 | 0名 |

WS-8　看護における模擬患者参加型教育をデザインする
　　　：SPを活用したシナリオ作成からリフレクションの方法まで　　（参加者 22名　回答者 20名）

| 11名 | 7名 | 2名 | 0名 | 0名 |

WS-9　専門医の質ってどう測るの？　：医療現場での評価　　（参加者 12名　回答者 11名）

| 4名 | 5名 | 1名 | 1名 | 0名 |

4．新しい発見がありましたか

WS-1　魅力的なIPEを作ろう　：IPEを学ぶオンラインコース＋ワークショップ

（参加者 23名　回答者 19名）

14名	5名	0名	0名	0名
5	4	3	2	1
満足		中間		不満足

WS-2　卒後臨床研修事務職員の役割　：ペーパーワークを越えて　　（参加者 14名　回答者 13名）

| 9名 | 4名 | 0名 | 0名 | 0名 |

WS-3　臨床の場ですぐに活かせるフィードバック・スキル　　　　　　　　　　（参加者 33名　回答者 25名）

| 20名 | 2名 | 3名 | 0名 | 0名 |

WS-4　医療現場での電話相談・報告 ：スタッフの「苦手意識」を克服しよう
　　　　　　　　　　　　　　　　　　　　　　　　　　　　　　　　　（参加者 6名　回答者 6名）

| 6名 | 0名 | 0名 | 0名 | 0名 |

WS-5　"アクティブ・ティーチング"で学習者を惹きつけろ！　　　　　　　（参加者 29名　回答者 28名）

| 18名 | 9名 | 1名 | 0名 | 0名 |

WS-6　症例検討会による行動科学・社会科学の教育 ：医療人類学の場合
　　　　　　　　　　　　　　　　　　　　　　　　　　　　　　　　　（参加者 17名　回答者 11名）

| 8名 | 2名 | 1名 | 0名 | 0名 |

WS-7　第13回 医学教育研究技法ワークショップ 「医療者教育の研究を立案してみよう」
　　　　　　　　　　　　　　　　　　　　　　　　　　　　　　　　　（参加者 8名　回答者 6名）

| 6名 | 0名 | 0名 | 0名 | 0名 |

WS-8　看護における模擬患者参加型教育をデザインする
　　　：SPを活用したシナリオ作成からリフレクションの方法まで　　　（参加者 22名　回答者 20名）

| 17名 | 3名 | 0名 | 0名 | 0名 |

WS-9　専門医の質ってどう測るの？ ：医療現場での評価　　　　　　　　（参加者 12名　回答者 11名）

| 8名 | 2名 | 1名 | 0名 | 0名 |

セミナー　「Community-based Medical Education ：Longitudinal Integrated Clerkships」
　　　　教育資源としての地域　　　　　　　　　　　　　　　　　　　（参加者 71名　回答者 64名）

| 43名 | 17名 | 4名 | 0名 | 1名 |

5. すすめ方はよかったですか

WS-1　魅力的なIPEを作ろう　：IPEを学ぶオンラインコース＋ワークショップ
(参加者 23名　回答者 19名)

5 満足	4	3 中間	2	1 不満足
16名	3名	0名	0名	0名

WS-2　卒後臨床研修事務職員の役割　：ペーパーワークを越えて　(参加者 14名　回答者 13名)

5	4	3	2	1
7名	6名	0名	0名	0名

WS-3　臨床の場ですぐに活かせるフィードバック・スキル　(参加者 33名　回答者 25名)

5	4	3	2	1
20名	2名	3名	0名	0名

WS-4　医療現場での電話相談・報告　：スタッフの「苦手意識」を克服しよう
(参加者 6名　回答者 6名)

5	4	3	2	1
5名	1名	0名	0名	0名

WS-5　"アクティブ・ティーチング"で学習者を惹きつけろ！　(参加者 29名　回答者 28名)

5	4	3	2	1
18名	7名	3名	0名	0名

WS-6　症例検討会による行動科学・社会科学の教育　：医療人類学の場合
(参加者 17名　回答者 11名)

5	4	3	2	1
7名	2名	2名	0名	0名

WS-7　第13回 医学教育研究技法ワークショップ 「医療者教育の研究を立案してみよう」
(参加者 8名　回答者 6名)

5	4	3	2	1
4名	2名	0名	0名	0名

WS-8　看護における模擬患者参加型教育をデザインする
　：SPを活用したシナリオ作成からリフレクションの方法まで　(参加者 22名　回答者 20名)

5	4	3	2	1
13名	7名	0名	0名	0名

WS-9　専門医の質ってどう測るの？：医療現場での評価　　　　（参加者 12名　回答者 11名）

　　4名　　　　　　5名　　　　　　2名　　　　　　0名　　　　　　0名

セミナー　「Community-based Medical Education ：Longitudinal Integrated Clerkships」
　　　　　教育資源としての地域　　　　　　　　　　　　　　　　　（参加者 71名　回答者 65名）

　　44名　　　　　17名　　　　　　3名　　　　　　0名　　　　　　1名

6. 事前の企画案内文はわかりやすかったですか

WS-1　魅力的なIPEを作ろう　：IPEを学ぶオンラインコース＋ワークショップ
　　　　　　　　　　　　　　　　　　　　　　　　　　　　　　　（参加者 23名　回答者 19名）

　　13名　　　　　　5名　　　　　　1名　　　　　　0名　　　　　　0名
　　　5　　　　　　　4　　　　　　　3　　　　　　　2　　　　　　　1
　　　満足　　　　　　　　　　　　　　中間　　　　　　　　　　　　　不満足

WS-2　卒後臨床研修事務職員の役割　：ペーパーワークを越えて　　（参加者 14名　回答者 13名）

　　6名　　　　　　4名　　　　　　3名　　　　　　0名　　　　　　0名

WS-3　臨床の場ですぐに活かせるフィードバック・スキル　　　　（参加者 33名　回答者 25名）

　　18名　　　　　　5名　　　　　　2名　　　　　　0名　　　　　　0名

WS-4　医療現場での電話相談・報告　：スタッフの「苦手意識」を克服しよう
　　　　　　　　　　　　　　　　　　　　　　　　　　　　　　　（参加者　6名　回答者　6名）

　　2名　　　　　　4名　　　　　　0名　　　　　　0名　　　　　　0名

WS-5　"アクティブ・ティーチング"で学習者を惹きつけろ！　　　（参加者 29名　回答者 28名）

　　14名　　　　　　7名　　　　　　5名　　　　　　2名　　　　　　0名

WS-6　症例検討会による行動科学・社会科学の教育　：医療人類学の場合
　　　　　　　　　　　　　　　　　　　　　　　　　　　　　　　（参加者 17名　回答者 11名）

　　3名　　　　　　5名　　　　　　3名　　　　　　0名　　　　　　0名

WS-7　第13回 医学教育研究技法ワークショップ 「医療者教育の研究を立案してみよう」
　　　　　　　　　　　　　　　　　　　　　　　　　　　　　　　　　　　（参加者　8名　回答者　6名）

　　5名　　　　　　　1名　　　　　　　0名　　　　　　　0名　　　　　　　0名

WS-8　看護における模擬患者参加型教育をデザインする
　　　：SPを活用したシナリオ作成からリフレクションの方法まで　　（参加者 22名　回答者 20名）

　　12名　　　　　　6名　　　　　　　2名　　　　　　　0名　　　　　　　0名

WS-9　専門医の質ってどう測るの？：医療現場での評価　　　（参加者 12名　回答者 11名）

　　5名　　　　　　　3名　　　　　　　3名　　　　　　　0名　　　　　　　0名

セミナー　「Community-based Medical Education ：Longitudinal Integrated Clerkships」
　　　　　教育資源としての地域　　　　　　　　　　　　　　　　　（参加者 71名　回答者 63名）

　　37名　　　　　　18名　　　　　　　8名　　　　　　　0名　　　　　　　0名

各セッションについての感想

WS-1　魅力的なIPEを作ろう ：IPEを学ぶオンラインコース＋ワークショップ

- 大満足です。有難うございました。
- 大変よかったです。
- 今後も続けて下さい。
- 楽しく参加できました。
- 多職種で議論、ワークすることの大切さ、楽しさがわかった。

WS-2　卒後臨床研修事務職員の役割 ：ペーパーワークを越えて

- 皆、同じようなことを考えていることがわかり安心しました。スタッフの皆様ありがとうございました。
- 時々、要領を得るのが難しいものがありました。他施設の方と情報共有できて良かったです。
- 学ぶことがたくさんあり、とても勉強になりました。
- 事務だけではなく、関わる外側の考えがきけて良かった。
- 事務担当者だけでなく指導医の話も聞けたので、とても良かったです。
- 欠席者が出たこともあって、グループダイナミックスを働かせる工夫が必要でした。

WS-3　臨床の場ですぐに活かせるフィードバック・スキル

- 今までで1番求めていた内容でした。特にニーズがあっていた。自分の領域で、内容をかえてロールプレイをやってみたい。
- とても勉強になりました。目からウロコの話もあり、またワークショップも楽しく行えました。

- 内容が充実していた。
- 「聴、認、次」を意識して明日以降フィードバックしていきます。
- 資料の設定が医師だったので少しとまどいましたが、進むにつれて、問題なく取り組むことができました。
- 具体的なスキルを練習できて、ためになった。
- アマゾンで本を注文してしまいました。
- 明日から頑張れそうな実践の方法を学ばせていただきました。
- フィードバックの方法の確認とともに、ロールプレイを行うことによって自分の対応の癖に新たな発見があり、非常に勉強になりました。
- とてもよかったです（実践的で）。ロールプレイが盛りだくさんでついていくのが大変でした。
- 明日の臨床教育から活かせるロールプレイを行わせていただいて良かったです。
- とてもわかりやすい講義内容でした。丁寧に組み立てられたワークでした。

WS-4　医療現場での電話相談・報告 ：スタッフの「苦手意識」を克服しよう

- 実践形式でおもしろかったです。Dr と Ns の両方の観点を知れて、ズレを知ることができて学びになりました。
- 報告の方法や自分の課題が新たに見つかった。ISBAR を色々な場面で活用していきたいと思った。
- 学生なので参考にならなかったり、他の参加者の方の足を引っ張ってしまうのでは…と思っていたが、学生でも臨床の現場で働く方も報告においては必要な点は同じだとわかった。
- 大学で若い学生さんたちと共に学ぶことができ、とても楽しかったです。
- 参加しながら行えたので集中して学べました。自分達で研修を行うときに、活用できそうです。

WS-5　"アクティブ・ティーチング"で学習者を惹きつけろ！

- 寸劇を通してアウトプットの大切さを実感しました。
- いろいろな班の考えや発表をみれて勉強になった。
- 面白かったのですが、WS-2 での自分の評価が気になってしまいます。
- 自分が取り組んでいる教育や授業の改善は小さいのですが、整理してまとめる機会になり、その取り組みに対して参加者の皆様からご意見をいただけて有難かったです。
- ワークショップ前に事前セッションがネット上であり、メンバーの背景・考え方がわかってのぞめた。ワークショップのすすめ方自体が大変参考になりました。
- 良い学び、気づきとなりました。
- 能動的な参加態度を求められる構成で、自分自身の振り返りになった。事前課題のプレゼンでは様々な方面から助言をいただけたのが良かった。
- 楽しく学ぶことができました。日常のふり返りにもなりました。
- いろいろ新しい発見がありました。同業でまとまるのもかえって新鮮でした。
- 前半の職種混合、後半の職種別ともに異なる視点からの意見を聴くことが出来たのが良かった。
- 個人の課題に対する Feedback がなく、よくわからない。学ぶべきもの、到着目標が何かよくわからない。
- インプットよりアウトプットの時間が多いことが良かった。会えないと出来ないことなので。
- ネット＋この 2 日間の学びという構造がとても良いと思いました。
- もう少し、いろいろなグループの方と交流したかったです。
- 寸劇はおもしろかったですが、ややタイムコストパフォーマンスが悪い気がします。
- 職種別の劇は興味深かったです。領域でかかえている問題がよくわかりました。

WS-6　症例検討会による行動科学・社会科学の教育：医療人類学の場合

- 病気ではなく、その人、背景を診る（見る）ことの必要性、いろいろな視点で考えることの大切さがわかった。
- 期待していたよりもずっと面白いものでした。
- 普段実践している症例検討ベースの卒前教育にどのような意味があるか？他のカリキュラムとの連携や非医療者（領域）との連携について、イメージが広がりました。
- 本学の課題に **fit** した内容で良かったです。
- 知らないことばかりで少し理解できた？不安はある。
- 内容に関しては既知のことが多かった。全人的医療のあり方のやき直し＝医療人類学的介入、ヒトをみる医療者育成。

WS-7　第13回 医学教育研究技法ワークショップ　「医療者教育の研究を立案してみよう」

- 実践的でよかったです。明日からのプランが明確になりました。
- 教育研究に取りかかるところでしたので、非常に参考になりました。
- 問題点の多い研究計画を持ってくることそのものにためらいを感じながらの参加ですが、後押しもいただき、ありがとうございました。

WS-8　看護における模擬患者参加型教育をデザインする
：SPを活用したシナリオ作成からリフレクションの方法まで

- リフレクションに大変興味がありましたので、実際に演習を行うことができ学ぶ点が多かったです。
- SPさんが参加すると思ってなかったので、うれしい誤算でした。
- 体験、実感できるプログラムでした。参加してよかったです。
- グループメンバーの方にも恵まれ、とても楽しく面白く、グループワークできました。
- 学生の立場になって、概念化に導くプロセスが学べた。
- 有意義で、ファシリテーターの方々の導きに感謝します。
- 苦手であった指導という分野について、具体的にシナリオを通して体験できたので、とても勉強になりました。これから仕事場で活かしていきたいと思います。
- 初めてSPさんや教員の方達とふれ合って、たくさんの尊敬できる点や、学ぶ点が見つかった。またシナリオ作成1つとっても、こんなにたくさん考える点や注意する点があることについて発見できた。
- いろんな方面の方々の意見が聞けて、勉強になりました。

WS-9　専門医の質ってどう測るの？：医療現場での評価

- 専門医制度について、くわしく知ることができた。
- ニーズにぴったりでした。

セミナー　「Community-based Medical Education　：Longitudinal Integrated Clerkships」
教育資源としての地域

- 実際に自施設で実施するのには様々な困難があると感じましたが、臨床実習をより生き生きとした、将来役に立つ、医療者の負担も軽減するものにすると良い、大事な考え方を沢山いただきました。ありがとうございました。
- 先生が少しテンポが速く、早口でついていくのが大変でした。内容は非常に興味深かったです。
- 大学病院に勤務していますが、地域医療でしか学べない重要点が理解できました。
- 講師の熱意が溢れるセミナーで、"何かアクションが出来る"という思い、モチベーションにつな

がるセミナーでした。
- 地域の大切さが再認識できる良いテーマでした。
- なかなか良いお話だったと思います。ただ1つ、実現可能性の検証が不十分な気がしました。
- WS-6と連動して分かりやすかったです。
- 非常に具体的な内容でわかりやすかった。
- 興味深かったです。医療に他領域　／専門の人が入ってくることはかねてからされていて、これから増えてくると思いますが、どううまく統合していくか課題と思います。
- 臨床研修のあり方について、報告したいと思いました。
- とても楽しく、分かりやすく、参加できて良かったです。
- 理論だった話は楽しく拝聴でき、勉強になりました。

Ⅱ．セミナーとワーショップ全般についてお尋ねします　　（参加者 131 名　回答者 112 名）

・時期（7月下旬）

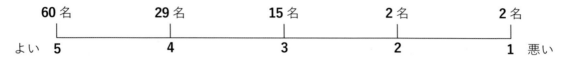

- 8月よりは暑くなかった。
- 11月頃（採用試験で忙しいため）。
- 定期試験前の多忙な時なので。
- いつの時期でも調整すれば良いので。
- 業務との兼ね合い。

・期期（3日間）

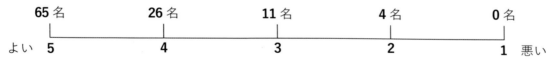

- 1日で完結してもらえるとうれしいです。
- 足りないくらい満足です。
- 1日が良いかもです。
- 1日どちらかで終わると有難かったです。

・時間配分

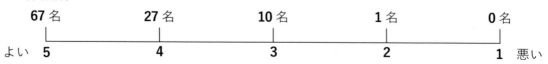

- 少ない。
- 1日で終われるコースがあると良いのですが。

・会場

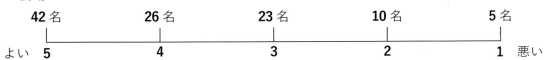

- 駅の近くを希望。
- 岐阜大は印刷したりなんだり便利だと思うけど遠い。岐阜でするなら駅近くを希望です。
- 不便。
- 駅近くの会場だと助かります。
- バスが混んで…。
- できれば駅近くですと助かります。
- アクセスが良い方が…。
- 駅前キャンパスがベターです。
- サテライト開催が良かった。
- 駅から来やすい方がありがたいです。
- やはり駅から遠い。
- 駅前のじゅうろくプラザが良いです。
- 遠いです。
- 駅近が良い。
- 駅から遠い。
- 岐阜駅前の方がやはり楽かと思います。
- 駅前が良い。
- 岐阜駅前の方がありがたいです。
- 駅の近くが良いです。
- 駅近くにしてください。
- 少々時間がかかります。
- 遠い。
- 駅からバスかタクシーしか移動手段がない。

・運営

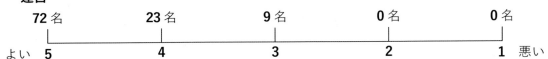

- 食事のできる場所の案内が欲しい。

・その他お気づきの点等あれば
- 場所が不便だと時間とお金がロスされるので、岐阜駅すぐの場所のほうが助かります。
- じゅうろくプラザが良いです。
- もっと事務担当者が集まり、意見交換できる場がほしいです。
- オンラインの事前配布資料が少しわかりにくい点がありました。
- **Step up** した継続性のあるテーマがあると嬉しいです。
- 教室がとてもきれいになっていて、快適でした。

Ⅲ．取り上げてほしい企画があればご記入ください

- 終末期ケア。アクションリサーチ。
- 歯科関連。プロフェッショナリズム。シュミレーション教育。
- 又、この内容の続編をしてほしい。
- 現時点で明らかになっている医学教育学の基礎知識の Review。
- フィードバック技法（継続したテーマで）。
- デブリーフィング。更にフィードバック。
- 講義の組み立て方。授業計画・実施。
- 学習困難者への対応。
- 医学教育の問題、効果判定を質的研究でみる方法についての WS。
- 研究支援。
- また、医学教育研究の WS に参加したり、アドバイスしていただける機会があると良いです。
- 授業研究。
- 緩和医療、週末期医療に関する教育（学生、研修医対象の教育）について。
- 医学教育研究。
- 類似テーマを数回継続してほしい。
- 因子分析、質的研究、倫理的配慮。
- 教育を測る（尺度や評価に関するものをお願いしたいです。）
- SP 交流のある WS。
- 多職種共同の研究（参加型）。

Ⅴ．あなたについて教えてください

医学部教員	27名	
歯学部教員	11名	
薬学部教員	3名	
看護部教員	10名	
その他の教員	15名	（理学・作業療法士の教員　5名） （社会福祉士の教員　1名） （卒後教育の教員　1名） （無回答　8名）
臨床医	12名	
看護師	8名	
模擬患者	4名	
学生	6名	（大学院生　1名） （大学4年生　3名） （大学3年生　1名） （大学1年生　1名）
その他	16名	（理学療法士　1名） （薬剤師　1名） （事務　10名）

├ （元教員	1名）
└ （無回答	3名）

VI. 今回の参加は何回目ですか

初めて	40名
2回目	15名
3～9回以上	39名
10回以上	14名

IV. MEDCの新事業　フェローシッププログラム、アソシエイト制度について

・フェローシッププログラム、アソシエイト制度をご存知ですか？

知っていた	69名
知らなかった	30名
認定式で初めて知った	9名

・ワークショップ、セミナー参加によりMEDCアソシエイトの単位取得および認定申請ができることをご存知でしたか？

知っていた	63名
知らなかった	34名
認定式で初めて知った	9名

VIII. 今回を含め3回以上参加された方に伺います

継続参加の動機や目的として最も重視されることを3つまでお答えください

いま取り組んでいる仕事に関してのスキルアップのため	61名
新しいテーマに取り組むため	25名
情報収集のため	54名
交流のため	28名
職務のため（大学や上司の指示など）	7名
その他	0名

IX. このセミナーとワークショップを知ったきっかけを教えてください。（複数回答可）

MEDCホームページ	55名
医学教育学会ホームページ	10名
MEDCからの案内状	22名
MEDC eメール	22名

掲示ポスター	**4**名
知人から	**21**名
学術誌広報欄・医学教育学会誌・facebook	**3**名
その他	**20**名

その他の知ったきっかけ

- 医局内回覧。
- 前回参加したワークショップ。
- 講師が同じ職場ですすめてくれた。
- 上司の勧め。
- 上司からのメール。
- 上司からの案内。
- 上司から。
- 研修センター長にすすめられて。
- 恒川先生の紹介。
- 学内案内。
- 関係者に案内してもらった。
- 大学の先生からの紹介。
- モジュール1受講中のため。
- 他のメーリングリスト。
- 院の授業で。
- 委員会。
- 大学からの案内。
- 上司からのお知らせ。
- 先生から声がかかって。

第65回 医学教育セミナーとワークショップ
開催要項・参加者募集

医学教育開発研究センターは、新しい医学教育の開発と普及を目的とした"医学教育セミナーとワークショップ"を毎年4回開催し、全国から多くのご参加をいただいております。第65回医学教育セミナーとワークショップは、岐阜大学で開催いたしますので、奮ってご参加下さい。

岐阜大学 医学教育開発研究センター　藤崎和彦

日程：2017年 7月21日(金)～23日(日)
会場：岐阜大学(医学部キャンパス)

2017 夏

- セミナー 「Community-based Medical Education : Longitudinal Integrated Clerkships」教育資源としての地域　`CD`
- WS-1　魅力的なIPEを作ろう : IPEを学ぶオンラインコース＋ワークショップ　`TL` `Online Course+`
- WS-2　卒後臨床研修事務職員の役割 : ペーパーワークを越えて　`ML`
- WS-3　臨床の場ですぐに活かせるフィードバック・スキル　`TL`
- WS-4　医療現場での電話相談・報告 : スタッフの「苦手意識」を克服しよう　`TL`
- WS-5　"アクティブ・ティーチング"で学習者を惹きつけろ！　`TL` `FELLOWSHIP`
- WS-6　症例検討会による行動科学・社会科学の教育 : 医療人類学の場合　`TL`
- WS-7　第13回 医学教育研究技法ワークショップ 「医療者教育の研究を立案してみよう」　`R`
- WS-8　看護における模擬患者参加型教育をデザインする : SPを活用したシナリオ作成からリフレクションの方法まで　`ML`
- WS-9　専門医の質ってどう測るの？ : 医療現場での評価　`A`

＊記号（`TL`等）は、アソシエイト認定のための学習領域を表しています。
詳細は、MEDCホームページ「アソシエイト・フェローシップのご案内」をご覧ください。

プログラム

21日(金)	午後	WS-1～	WS-2～			
22日(土)	午前	～WS-1	～WS-2	WS-3	WS-4	
	午後	WS-5～	WS-6～	WS-7～	WS-8～	WS-9
	夕方	セミナー				
	夜	懇親会				
23日(日)	午前	～WS-5	～WS-6	～WS-7	～WS-8	

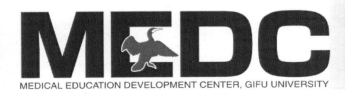

医学教育共同利用拠点
岐阜大学医学教育開発研究センター
TEL：058-230-6470　FAX：058-230-6468
〒501-1194 岐阜市柳戸1番1
E-mail：medc@gifu-u.ac.jp

MEDC

セミナー 「Community-based Medical Education : Longitudinal Integrated Clerkships」教育資源としての地域 　CD

- 講師： 　**高村昭輝**（金沢医科大学）
- 日時： 　7月22日（土）17:15〜18:30
- 概要： 　今、日本においては超高齢社会を迎えて、多数の健康問題を臓器横断的に総合的に診る医療者の必要性が医療の内容的にも経済的にも高まっている。では基本的な臨床能力を身につけるべき今の卒前教育、卒後の初期臨床研修で患者さんの日常ケアという視点の教育が十分に行われているであろうか？
世界的にも医学、医療の高度化に伴い、患者ケアの主たる場所が病院から地域の診療所、中小病院にシフトしてきている。その一つの解決策が地域基盤型医学教育 – Community-based Medical Education（CBME）である。地域基盤型医学教育は一般的に臨床的診断決定がされる前から患者を診察し、臨床的診断決定がされた後も患者を診つづけるところでなくてはならないとしている。そこで包括的に医療、福祉、保健分野を実体験しながら学ぶことが地域基盤型医学教育である。
そのような世界で行われている地域基盤型医学教育を研究データも踏まえたエビデンスから紹介し、特にLIC（Longitudinal Integrated Clerkships）の日本に導入されるための弊害、問題点などと合わせて発表する。

WS-1 魅力的なIPEを作ろう ：IPEを学ぶオンラインコース＋ワークショップ 　TL　Online Course⁺

- 企画： 　**川上ちひろ・今福輪太郎・恒川幸司**（MEDC）、**前野貴美**（筑波大学）、**鈴木一吉**（愛知学院大学）
- 日時： 　7月21日（金）13:00〜17:00・22日（土）9:00〜12:00　（7時間）
- 概要： 　オンラインコース＋ワークショップでの学びを通じて、参加者の施設で合理的で効果的なIPE（多職種連携医療教育）を計画実施できることを目的にしています。今回のワークショップでは、魅力的なIPEを作ろう〜IPEを学ぶオンラインコース〜に参加されている方が集まり実際に顔合わせをします。
参加者が実際に行っている（行いたい）IPEを交流し、プログラム（カリキュラム）の目標設定や、そこで得られる学習者の学び、学習方略などのデザインを考え、実際の運営のコツなどを共有します。さらに、実際に参加者を学習者に見立てて、模擬授業を行います。※今回はIPEで用いる「シナリオ」については深く検討しませんのでご了解ください。
- 対象： 　魅力的なIPEを作ろう〜IPEを学ぶオンラインコース〜に参加されている方（ワークショップのみの募集はありません）

WS-2 卒後臨床研修事務職員の役割 ：ペーパーワークを越えて 　ML

- 企画： 　**青野真弓**（聖路加国際大学）、**浅川麻里**（堺市立総合医療センター）、**尾原晴雄**（沖縄県立中部病院）、**鈴木康之**（MEDC）ほか
- 日時： 　7月21日（金）13:00〜17:00・22日（土）9:00〜12:00　（7時間）
- 概要： 　臨床研修が必修化して10年以上が経過し、研修事務職員の役割はますます重要になってきています。書類作成、データ管理等の事務的業務だけでなく、研修医や指導医に対する様々な支援の役割を担っています。このワークショップでは、全国の臨床研修事務担当者の皆さんにお集まりいただき、研修事務職員の役割と課題について討論し、先進事例や業務に役立つノウハウについて学び、卒後臨床教育の充実をめざして連携の輪を作ってゆきたいと思います。また、カナダでは年に1度全国の臨床研修事務担当者が集まってワークショップを開催しており、その内容も紹介いたします。
- 対象： 　臨床研修病院（大学病院、一般病院）の研修事務担当者、研修プログラム責任者、指導医　　　定員：30名

WS-3 臨床の場ですぐに活かせるフィードバック・スキル 　TL

- 企画： 　**前野哲博**（筑波大学）ほか
- 日時： 　7月22日（土）9:00〜12:00　（3時間）
- 概要： 　医療職の教育において、OJT（On the job training）における教育効果を高めるために、フィードバックが重要なことは言うまでもありません。そのためのスキルとしては「フィードバックサンドイッチ」や「マイクロスキル」などの方法が知られていますが、単にマニュアル的に会話を構造化するだけでは、現状にフィットしなかったり、不自然な会話になったり、何より紋切り型のパターン化した対応を学習者に見抜かれてしまい、かえってモチベーションを下げることにもなりかねません。今回のワークショップでは、まず、フィードバックの基盤となる指導者の関わり方について考えます。次に、多忙な現場で適切なフィードバックを行うために、情報をどう集め、改善を図るポイントをどう選び、それをどう建設的に伝えるのか、という実践的なポイントを学ぶ体験型のワークショップにしたいと思っています。医師以外も含めて、すべての職種の方の参加をお待ちしています。
- 対象： 　全職種　　　定員：40名

WS-4 医療現場での電話相談・報告 ：スタッフの「苦手意識」を克服しよう 　TL

- 企画： 　**小西恵理**（松江赤十字病院）、**阿武茉利**（鳥取大学）、**嶋岡 鋼**（国際医療福祉大学塩谷病院）、**赤嶺陽子**（長野県立病院機構）、**布原佳奈**（岐阜県立看護大学）
- 日時： 　7月22日（土）9:00〜12:00　（3時間）
- 概要： 　臨床現場では日常的に患者に関する情報伝達が行われていますが、電話による相談・報告は緊急度が高い場面で用いられることが多いうえ、コミュニケーション手段が言語に限られるため、情報を緊急度を含めて正しく伝えるには困難を伴います。本ワークショップでは、医療チームのための情報伝達ツール"ISBAR"をもとに、学生を含めたすべての医療チームスタッフに応用可能な電話相談・報告教育コースの開発を目指します。松江赤十字病院で行っている研修医・看護師対象の教育コースとその成果も紹介します。
- 対象： 　医療チームコミュニケーション教育に関心のある方すべて　　　定員：20名

WS-5　"アクティブ・ティーチング"で学習者を惹きつけろ！　　　TL　FELLOWSHIP

企画：　**西城卓也**・今福輪太郎（MEDC）、西屋克己（関西医科大学）
日時：　7月22日(土)13:00～17:00・23日(日)9:00～12:00　（7時間）
概要：　「研修生のやる気を出させることまで指導者の仕事なのか」「積極性のない学生にどう対応するのか」等、学習者の学び方に関して様々な議論がなされています。学習者を受動的から能動的に、依存的から主体的にするためにはどうしたらいいのでしょうか。アクティブ・ラーニングという概念は新しいものではありませんが、学習者をアクティブにするティーチングは常に開発されています。世の中において自分で変えられるものは、過去ではなく未来、他人ではなく自分です。学習者がアクティブになることを目指して、明日からの自分のティーチングを変えましょう。今回は、アクティブ・ティーチングの知見を踏まえつつ、超実践的セッションでアイディアを出しあいます。
対象：　フェローシッププログラム2017モジュール1参加者に限定しており、一般の参加者は受け付けておりませんのでご了承下さい。

WS-6　症例検討会による行動科学・社会科学の教育：医療人類学の場合　　　TL

企画：　**錦織　宏**（京都大学）、飯田淳子（川崎医療福祉大学）、島薗洋介（大阪大学）、宮地純一郎（浅井東診療所）
日時：　7月22日(土)13:00～17:00・23日(日)9:00～12:00　（7時間）
概要：　平成28年度に改訂された医学教育モデル・コアカリキュラムにおいて、「医療に関係のある社会科学領域」が新しく記載されました。日本医学教育評価機構による認証評価でも必須とされる行動科学・社会科学は、臨床現場に出るまで重要性が理解されにくいため教養教育では伝えにくく、また社会科学者の多くは臨床現場の文脈に、現場の臨床医は社会科学に精通しておらず、臨床医と社会科学者の間の連携が課題とされています。このワークショップでは、これまで我々が医療者・人類学者協働で行ってきた症例検討会による教育経験を共有したうえで、「臨床と結びつけて医療人類学を教えるにはどうすればよいか？」という問いについて考えたいと思います。また質的研究という側面に焦点を当てて医療人類学と医学教育のコラボレーションについても討論します。なおこの企画は主催者の研究活動の一環として行いますので、当日、研究参加への同意をお願いする予定です。
対象：　行動科学・社会科学の教育に関わる医学部/医療系学部教員、行動科学・社会科学の教育に関心のある医師・医療者、医学・医療者教育に関心のある行動科学・社会科学研究者　　　定員：40名

WS-7　第13回 医学教育研究技法ワークショップ 「医療者教育の研究を立案してみよう」　　　R

企画：　**日本医学教育学会　教育研究委員会**
日時：　7月22日(土)13:00～17:00・23日(日)9:00～12:00　（7時間）
概要：　質の高い研究を行うためには、研究を始める前に、目的を明確にし、十分に準備し、適切な方法を選択することが不可欠です。本ワークショップでは、医学・医療者教育分野の研究を始めようとしている方を対象として、参加者の皆さんが抱えている・関心を持っている研究テーマについて研究計画をそれぞれ報告していただきます。その上で、目的の明確化、先行研究に基づくリサーチクエスチョンや仮説の設定、適切な研究方法の選択、倫理的配慮などに向けて、タスク・参加者と共に議論し、個々のニーズに合わせて研究計画をブラッシュアップすることを目標とします。
対象：　医療者教育研究を計画している方、関心のある方　　　定員：18名

WS-8　看護における模擬患者参加型教育をデザインする　　　ML
：SPを活用したシナリオ作成からリフレクションの方法まで

企画：　**阿部恵子**・麦島健一・米谷祐美・本田育美・渕田英津子（名古屋大学）
日時：　7月22日(土)13:00～17:00・23日(日)9:00～12:00　（7時間）
概要：　新人看護師のコミュニケーション能力など看護実践力の低下が指摘されています。医学科では、OSCE導入から10年以上経ち、模擬患者（SP）との医療面接やシミュレーション教育が拡充し、その効果が報告されています。看護では、人的資源不足や経済的事情により、卒前教育では、学生同士のロールプレイによる演習が多くを占め、SP参加型演習は限定的実施に留まっています。本ワークショップでは、SPの意見を反映させたシナリオの作成とリフレクションの方法を学び、模擬演習を経験します。ファシリテータである教員や看護師が、SPの生活者としてのフィードバックを資源として、学生から気づきを引き出すリフレクションこそが学習効果を高めます。経験だけで終わるのではなく、その経験から学んだことの概念化までを目標とした実習をデザインします。初心者から上級者まで積極的に参加でき、現場に持ち帰って実践できるリフレクション方法を提供します。卒前教育の新たな教育方略としての一助になれば嬉しいです。2日間楽しく学び合いをしましょう。
対象：　看護領域のコミュニケーション教育に興味のある教員、看護師、SP養成者、SP　　　定員：30名

WS-9　専門医の質ってどう測るの？：医療現場での評価　　　A

企画：　**日本医学教育学会 卒後・専門教育委員会**
日時：　7月22日(土)13:00～17:00　（4時間）
概要：　日本の高い医療の質は、内科や外科などの基本領域とサブスペシャルティ領域の専門医が支えています。その医療の質には、Structureの質・Processの質・Outcomeの質があると云われています。これまでの専門医はProcessを重視してきましたが、Outcomeの質（専門医が実際に質の高い医療を行っているか）を示すことは不得意だったかもしれません。
　　　　専門医制度の行方は不透明ですが、そんな今だからこそ、医療の質を保証するひとつの方法として、医療現場での専門医（専攻医）のパフォーマンス評価について考えてみることは重要です。
　　　　このワークショップでは、誰もがあまり体験していない医療現場での評価について知り、学会での現状の評価法を振り返り、実際にそれぞれの診療科で自身が導入する過程を体験してみることで、パフォーマンス評価の重要性と課題について学びます。
対象：　専門研修の制度構築・専攻医指導に関わる方、専攻医、初期研修医、医学生　　　定員：30名

参加登録方法

**事前登録制です。インターネットから直接お申し込みください。
「MEDC」で簡単検索できます。**

締め切り：2017年 7月9日(日)

ホームページからお申し込みできない方は、お電話（058-230-6470）にてご連絡ください。
ワークショップ運営上、各々定員を設けております。
申し込み多数の場合、ご参加いただけないこともあります。ご了承ください。

参加費： 2,000円　学部学生無料

懇親会費： 3,000円

　　　　　　参加費・懇親会費は、受付時に徴収いたします。
　　　　　　参加費は、当日資料ならびに第65回医学教育セミナーとワークショップの報告が収載されている「新しい医学教育の流れ」の作成等に使用いたします。参加者には後日、「新しい医学教育の流れ」の冊子およびCD-ROMを送付いたします。
　　　　　　（学部学生への送付はありません）

会　　場： 岐阜大学医学部 教育・福利棟／医学部記念会館
　　　　　　（〒501-1194 岐阜市柳戸1-1）

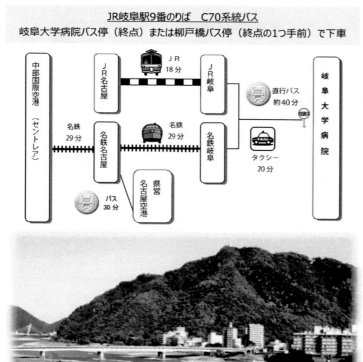

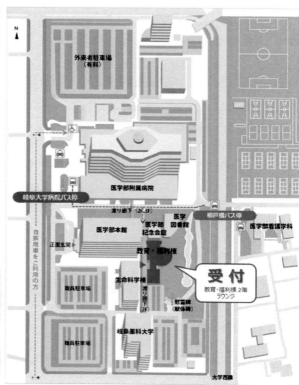

第65回 医学教育セミナーとワークショップ

2017年 7月21日(金)PM ～ 23日(日)AM
岐阜大学(医学部キャンパス)

2017 夏

セミナー CD 「Community-based Medical Education : Longitudinal Integrated Clerkships」教育資源としての地域
講師：高村昭輝（金沢医科大学）

WS-1 TL 魅力的なIPEを作ろう : IPEを学ぶオンラインコース＋ワークショップ　Online Course+
企画：川上ちひろ・今福輪太郎・恒川幸司（MEDC）、前野貴美（筑波大学）、鈴木一吉（愛知学院大学）

WS-2 ML 卒後臨床研修事務職員の役割 : ペーパーワークを越えて
企画：青野真弓（聖路加国際大学）、浅川麻里（堺市立総合医療センター）、尾原晴雄（沖縄県立中部病院）、鈴木康之（MEDC）ほか

WS-3 TL 臨床の場ですぐに活かせるフィードバック・スキル
企画：前野哲博（筑波大学）ほか

WS-4 TL 医療現場での電話相談・報告 : スタッフの「苦手意識」を克服しよう
企画：小西恵理（松江赤十字病院）、阿武茉利（鳥取大学）、嶋岡 鋼（国際医療福祉大学塩谷病院）、赤嶺陽子（長野県立病院機構）、布原佳奈（岐阜県立看護大学）

WS-5 TL "アクティブ・ティーチング"で学習者を惹きつけろ！　FELLOWSHIP
企画：西城卓也・今福輪太郎（MEDC）、西屋克己（関西医科大学）

WS-6 TL 症例検討会による行動科学・社会科学の教育 : 医療人類学の場合
企画：錦織 宏（京都大学）、飯田淳子（川崎医療福祉大学）、島薗洋介（大阪大学）、宮地純一郎（浅井東診療所）

WS-7 R 第13回 医学教育研究技法ワークショップ 「医療者教育の研究を立案してみよう」
企画：日本医学教育学会 教育研究委員会

WS-8 ML 看護における模擬患者参加型教育をデザインする : SPを活用したシナリオ作成からリフレクションの方法まで
企画：阿部恵子・麦島健一・米谷祐美・本田育美・渕田英津子（名古屋大学）

WS-9 A 専門医の質ってどう測るの？ : 医療現場での評価
企画：日本医学教育学会 卒後・専門教育委員会

プログラム

21日(金)	午後	WS-1～	WS-2～			
22日(土)	午前	～WS-1	～WS-2	WS-3	WS-4	
	午後	WS-5～	WS-6～	WS-7～	WS-8～	WS-9
	夕方	セミナー				
	夜	懇親会				
23日(日)	午前	～WS-5	～WS-6	～WS-7	～WS-8	

アソシエイト認定・フェローシップ参加者 随時募集中！

- 第66回 岡山大 2017/10/14-15
- 第67回 早稲田大 2018/1/27-28
- 第68回 岐阜 2018/6/2-3
- 第69回 信州大 2018/3/18-19

MEDC MEDICAL EDUCATION DEVELOPMENT CENTER, GIFU UNIVERSITY

医学教育共同利用拠点
岐阜大学医学教育開発研究センター
TEL : 058-230-6470 FAX : 058-230-6468
〒501-1194 岐阜市柳戸1番1
E-mail : medc@gifu-u.ac.jp

MEDC 検索

第65回 医学教育セミナーとワークショップ 日程表

平成29年7月21日(金)〜23日(日)
<岐阜大学医学部キャンパス>

21日(金)

会場	教育・福利棟 2階 2F 講義室	教育・福利棟 3階 3F 講義室	教育・福利棟 4階 4F 講義室	教育・福利棟 4階 スキルスラボ	医学部記念会館
12:00-13:00	受付(教育・福利棟 2階 ラウンジ)				
13:00-17:00	WS-1〜 魅力的なIPEを作ろう	WS-2〜 卒後臨床研修 事務職員の役割			

22日(土)

会場	教育・福利棟 2階 2F 講義室	教育・福利棟 3階 3F 講義室	教育・福利棟 4階 4F 講義室	教育・福利棟 4階 スキルスラボ	医学部記念会館
8:30-9:00	受付(教育・福利棟 2階 ラウンジ)				
9:00-12:00	〜WS-1 魅力的なIPEを作ろう	〜WS-2 卒後臨床研修 事務職員の役割	WS-4 医療現場での 電話相談・報告		WS-3 臨床の場で すぐに活かせる フィードバック・スキル
12:00-13:00	受付(教育・福利棟 2階 ラウンジ)				
13:00-17:00	WS-6〜 症例検討会による 行動科学・社会科学 の教育	WS-7〜 第13回 医学教育研究技法 ワークショップ	WS-8〜 看護における 模擬患者参加型教育を デザインする	WS-9 専門医の質って どう測るの？	WS-5〜 "アクティブ・ティーチング" で学習者を惹きつけろ！
17:15-18:30	セミナー「Community-based Medical Education：Longitudinal Integrated Clerkships」教育資源としての地域 (会場：医学部記念会館)				
18:45-20:00	懇親会 (会場： 教育・福利棟 1階 生協食堂)				

23日(日)

会場	教育・福利棟 2階 2F 講義室	教育・福利棟 3階 3F 講義室	教育・福利棟 4階 4F 講義室	教育・福利棟 4階 スキルスラボ	医学部記念会館
9:00-12:00	〜WS-6 症例検討会による 行動科学・社会科学 の教育	〜WS-7 第13回 医学教育研究技法 ワークショップ	〜WS-8 看護における 模擬患者参加型教育を デザインする		〜WS-5 "アクティブ・ティーチング" で学習者を惹きつけろ！

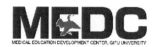

ワークショップ参加の皆様へ

「新しい医学教育の流れ」投稿のお願い

MEDC 医学教育セミナーとワークショップへのご参加ありがとうございます。

参加型ワークショップでプロダクト作成に関わっていただき、ヒントやノウハウが得られましたでしょうか？

ワークショップが終わり職場に復帰しますと、元の日常生活に戻ってしまいます。そこで参加者の皆様には、なるべく早いうちに MEDC のワークショップで得られた成果・考察などをレポートとして、報告集「新しい医学教育の流れ」に投稿していただくことをお願いしております。この報告集は毎回発行され参加者に送付させていただいております。教育業績としてご活用ください。

ご執筆にあたっては裏面の投稿規程に従い、
著作権に充分ご留意いただきますようお願いします。

なお、投稿区分は裏面の 2-①にあります、
ワークショップ・セミナー・フェローシップへの「寄稿」を推奨いたします。

「寄稿文掲載用ひな形」書式（Word ファイル）は、
MEDC のホームページからダウンロードできます。

「寄稿文掲載用ひな形」書式（Word ファイル）
http://www1.gifu-u.ac.jp/~medc/seminarworkshop/kikou.doc

Word ファイルまたは、PDF ファイルのメール添付で送付をお願いします。

投稿先：MEDC 投稿専用メールアドレス
medcaf@gifu-u.ac.jp

各巻原稿の締め切りは、WS 終了の役 1 か月後必着です。

問合わせ先
〒501-1194　岐阜市柳戸 1-1
岐阜大学医学教育開発研究センター　投稿係宛
Tel: 058-230-6470　Fax: 058-230-6468

受信 2 週間以内にご連絡します。万一返信がない場合はご一報ください。

「新しい医学教育の流れ」投稿規程 (2016年4月1日施行)

以下の投稿規定に従って、「新しい医学教育の流れ」へのご投稿をお願いいたします。

1. 「新しい医学教育の流れ」の目的

「新しい医学教育の流れ」（原則年4回発行）は、医療人の育成・教育に関する報告および、MEDCの医学教育セミナーとワークショップ、フェローシップ、アソシエイトの活動報告・情報提供・意見交換を目的とします。

2. 投稿区分

① 「寄稿」：ワークショップ・セミナー・フェローシップへの寄稿
② 「活動報告」：医療教育に関する活動報告（総説を含める）
③ 「手紙」：医療教育に関する意見・提言

3. 投稿資格

① 筆頭著者は、原則として医療教育機関に所属して、医療教育に携わる方とします。
② セミナーとワークショップ、フェローシップ参加に関する「寄稿」は、該当企画に参加した方のみとします。
③ なお、編集委員会委員長（MEDCセンター長）が許可するものはこの限りではありません。

4. 掲載の基準

① 本誌の目的に沿い、内容によっては倫理的配慮がなされていなければなりません。
② 原稿の採否は本誌の編集委員による審議を経て決定します。審議の結果、編集方針に従って原稿の加筆、削除、修正をしていただく場合があります。
③ 本誌の目的に沿わないと判断した場合は、不採択とすることがあります。
④ 他誌に発表されたものや、既に投稿されているものはお断りいたします。
⑤ なお、編集委員会委員長（MEDCセンター長）が許可するものはこの限りではありません。

5. ご執筆の注意点

① 原稿のフォーマットは、MEDCのホームページよりダウンロードしてください。
② ページ数はA4で4ページまでとします。
③ 図表を引用・転載される際には出典を明記願います。
④ 転載に際しては、原著者に許諾の申請をお取りいただくことがあります。
⑤ 本誌に掲載された論文の著作権は、岐阜大学医学教育開発研究センターに帰属します。本誌掲載文を転載する場合には、出典を明記してください。

6. 投稿方法

① 投稿は、e-mail添付のみを受け付けます（7. 投稿先 をご参照ください）。
② 審議の上、修正が必要な場合は、ご連絡させていただきます。

7. 投稿先

岐阜大学医学教育開発研究センター「新しい医学教育の流れ」編集部
medcaf@gifu-u.ac.jp

新しい医学教育の流れ　第17巻3号（平成29年）
Trends in Medical Education

2018年2月　初版発行

　　　　　　　　　　　　　編集・発行　　岐阜大学医学教育開発研究センター

定価（本体価格 1,850円＋税）

　　　　　　　　　　　発行所　　株式会社　三恵社
　　　　　　　　　　　〒462-0056 愛知県名古屋市北区中丸町2-24-1
　　　　　　　　　　　　　　　　TEL 052 (915) 5211
　　　　　　　　　　　　　　　　FAX 052 (915) 5019
　　　　　　　　　　　　　　　　URL http://www.sankeisha.com

ISBN978-4-86487-813-5 C3047 ¥1850E